やさしい

腎代替療法

よりよい治療法を選択するために読む本

著 中元秀友 埼玉医科大学教授／日本透析医学会理事長
秋野公造 参議院議員

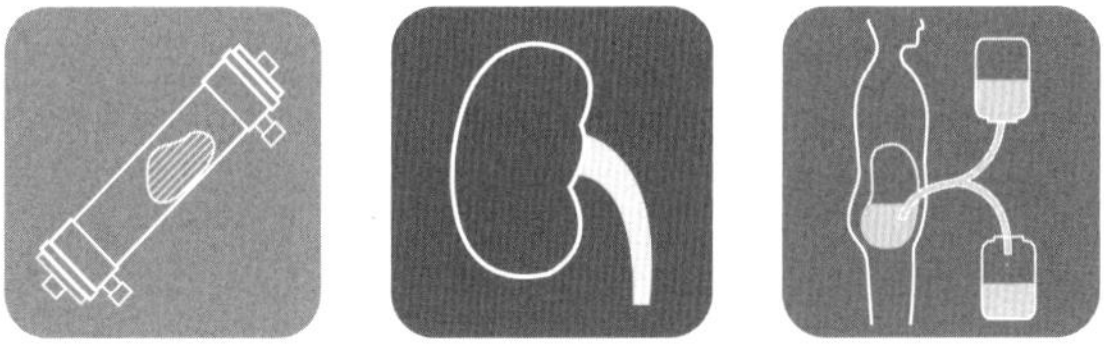

西村書店

やさしい腎代替療法
——目次

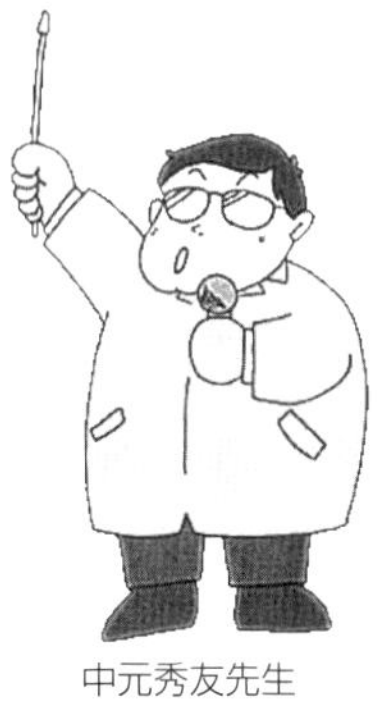
中元秀友先生
（イラスト：原みゆき）

合併症予防を含む重症化予防へ向けた道のり

秋野　中元秀友《なかもとひでとも》先生は２０１６年より一般社団法人日本透析医学会理事長をお務めになられています。日本透析医学会は１９６８年に任意団体として創設され、１９９３年に社団法人化された歴史ある学会であり、中元先生は約１万７０００人の会員を率いる理事長として透析療法の向上をリードされています。

中元　ありがとうございます。透析療法は、末期腎不全患者の延命と社会復帰を、すでに40年以上にわたり担ってきました。多くの先人たちのご努力により、わが国の透析療法は大きく進歩してきました。その結果、**日本は世界一の質を確保した透析大国**となっています。

秋野　多くの患者さんが透析をしながら、社会の一線で活躍されています。効果のきわめて高い医療ですね。

中元　透析療法にかかる医療費総額ばかりが注目されていますが、わが国はどの国よりも透析患者の予後がよい国であるという事実を、多くの国民が知らないことは残念なことです。しかし一方で、日本の透析療法がいくつかの重要な問題に直面し、大きな変革の時期に来ていることも事実です。

秋野　透析を導入する年齢が上昇しており、高齢者医療としての側面から対応することが必要となってきたということでしょうか。

中元　そうです。**透析患者の高齢化により合併症を有する患者さんが増加しているこ**とは、日本透析医学会としても重要な課題として検討してきました。特に透析患者の死亡原因として心血管疾患が多数を占めていること、末梢循環障害などの重篤な合併症を有する患者が増加していることなどです。

まさに、透析患者数の増加や高額な医療費が注目される中で、透析患者の合併症の課題に日本透析医学会としても向き合おうとしていたときでした。**約4％の透析患者が下肢切断に至っている事実**に対して、平成28年度診療報酬改定で、透析療法における下肢末梢動脈疾患指導管理加算の創設をリードしてくれたのが秋野《あきの》公造《こうぞう》さんだったのです。合併症に向き合うことに診療上の評価を行っていただいたことに対して、「わが意を得たり」と思った会員は多いはずです。

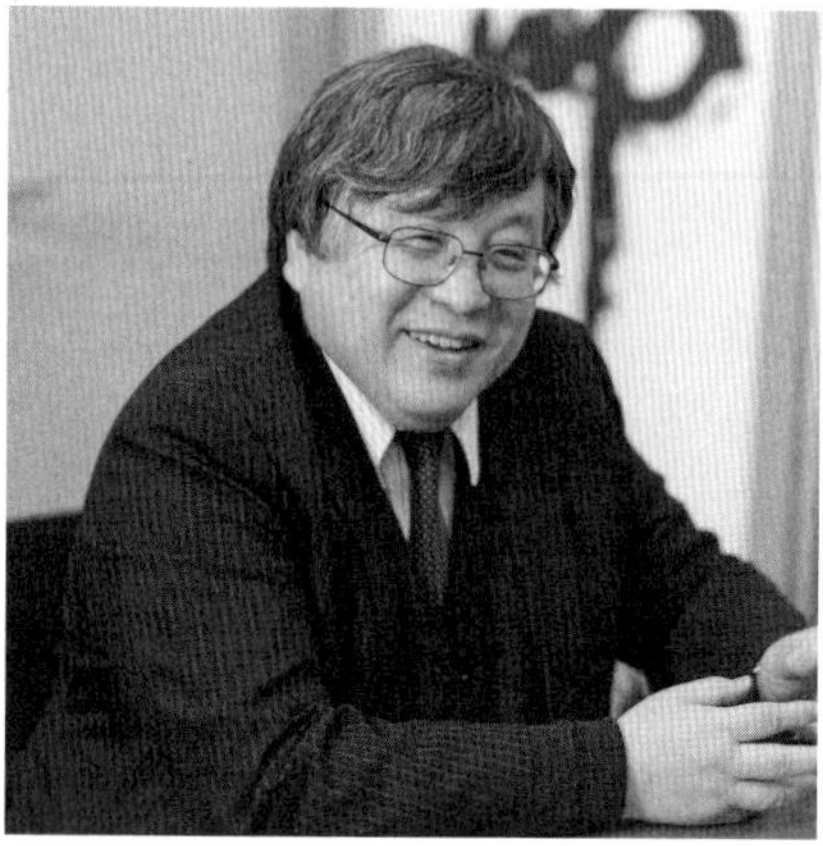

中元秀友日本透析医学会理事長

秋野　そこで、中元理事長より平成28年度診療報酬改定について、その背景も含めて周知を図ろうとご提案をいただきました。

中元　秋野さんには私が理事長に選任された第61回および、私が大会長を務めた第62回日本透析医学会で特別講演を務めていただきました。2年続けての特別講演はまれなことですが、どうすれば透析医療の質の向上を進めることができるか、手続き論について会員と共有したかったのです。

秋野　会場の熱気が忘れられません。下肢末梢動脈疾患指導管理加算は、透析療法を行う医療機関が患者の足の診療を行うことにより、足切断のリスクが高い患者を抽出して、足切断を回避するための他科との連携を促す

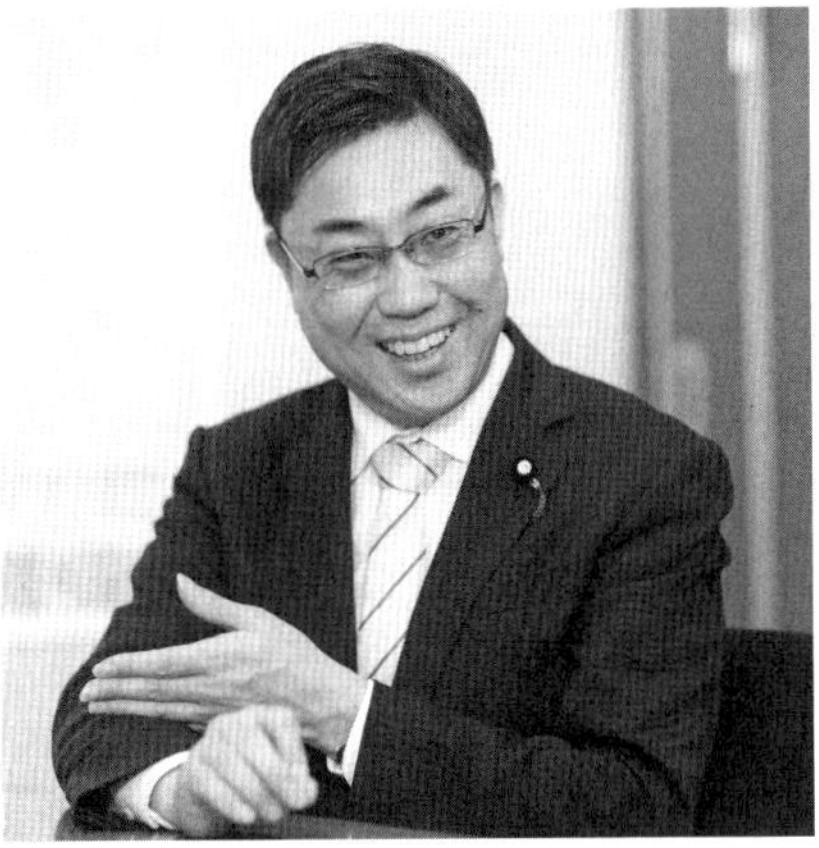
秋野公造参議院議員

ものです。

中元　それにより診療上の評価として100点を算定できるようになったわけですが、秋野さんはその背景として主に2つのポイントについて講演してくれました。

まず1つ目のポイントは、「胃がん予防のためのピロリ菌除菌の保険適用」についてです。胃がんの原因がピロリ菌であることを国会質疑を通じて政府に認めさせ、原因を明らかにしたことで、わずか2年で薬事承認も保険適用も実現させてしまったことには驚きました。そして2つ目のポイントとして、その成果を踏まえて、政府の改革方針を示す、いわゆる「骨太の方針2015」に「生活習慣病の合併症予防を含む重症化予防」との文言を盛り込ませたことが、下肢末梢動脈疾患指導管理加算創設の根拠となったと話してくれたのです。

秋野　はい。胃がんも主に、慢性胃炎の段階から萎縮性胃炎に進行して、その中から胃がんが発症してくることを考えると、ピロリ菌の除菌は重症化予防策ともいえます。

中元　そもそも医療の目的は重症化予防ですが、近年、重症化予防という言葉を、よく耳にするようになりました。その**重症化予防という文言を国の改革の理念に位置づけることができた**ことが、透析患者の合併症予防を含む重症化予防策として、下肢末梢動脈疾患指導管理加算の創設につながったということですね。

秋野　決して手続きを省略したということではなく、一つ一つ行政と合意形成を積み重ねながら新たな理念を紡ぎ出してきたということでしょうか。

中元　なお、合意形成が重要という観点から振り返ると、秋野さんの参議院本会議における質疑にて、透析予防だけでなく「目も足も重要」と厚生労働大臣の答弁を導いたことも大きかったと思います。秋野さんが実現をリードした下肢末梢動脈疾患指導管理加算の創設は、私たち透析にかかわる医療従事者にとって朗報となりました。透析医療の質をもっと高めていこうとのうねりが起こりました。そこで末期腎不全患者の腎代替療法の選択における問題点が議論されました。血液透析、腹膜透析、腎移植に代表される腎代替療法には、それぞれ長所も短所もあります。しかしながら、わが国は血液透析の割合が高い一方で腹膜透析や腎移植の割合が少なく、適切な療法選択が常に図られているかという課題が横たわっていました。

秋野　そこで中元理事長が音頭を取って、２０１７年10月７日に北九州で開催された第23回日本腹膜透析医学会学術集会・総会にて緊急シンポジウムが開催され、なんと中元秀友日本透析医学会理事長、柏原直樹日本腎臓学会理事長、湯沢賢治日本移植学会副理事長、内田明子日本腎不全看護学会理事長、水口潤日本腹膜透析医学会理事長、川西秀樹日本ＨＤＦ研究会理事長、本間崇日本臨床工学技師会理事長（登壇順）と７学会の理事長が揃って議論しました。

中元　もちろん、秋野さんにも登壇していただき、さらに患者の立場から佐藤博通佐賀県腎臓病協議会常務理事にも議論に加わっていただきました。そこで、「質の高い腎代替療法」を目指そうと合意がなされたのです。

秋野　満員のメイン会場の壇上で7学会の理事長が合意へ向けて議論されたことは画期的なことでした。

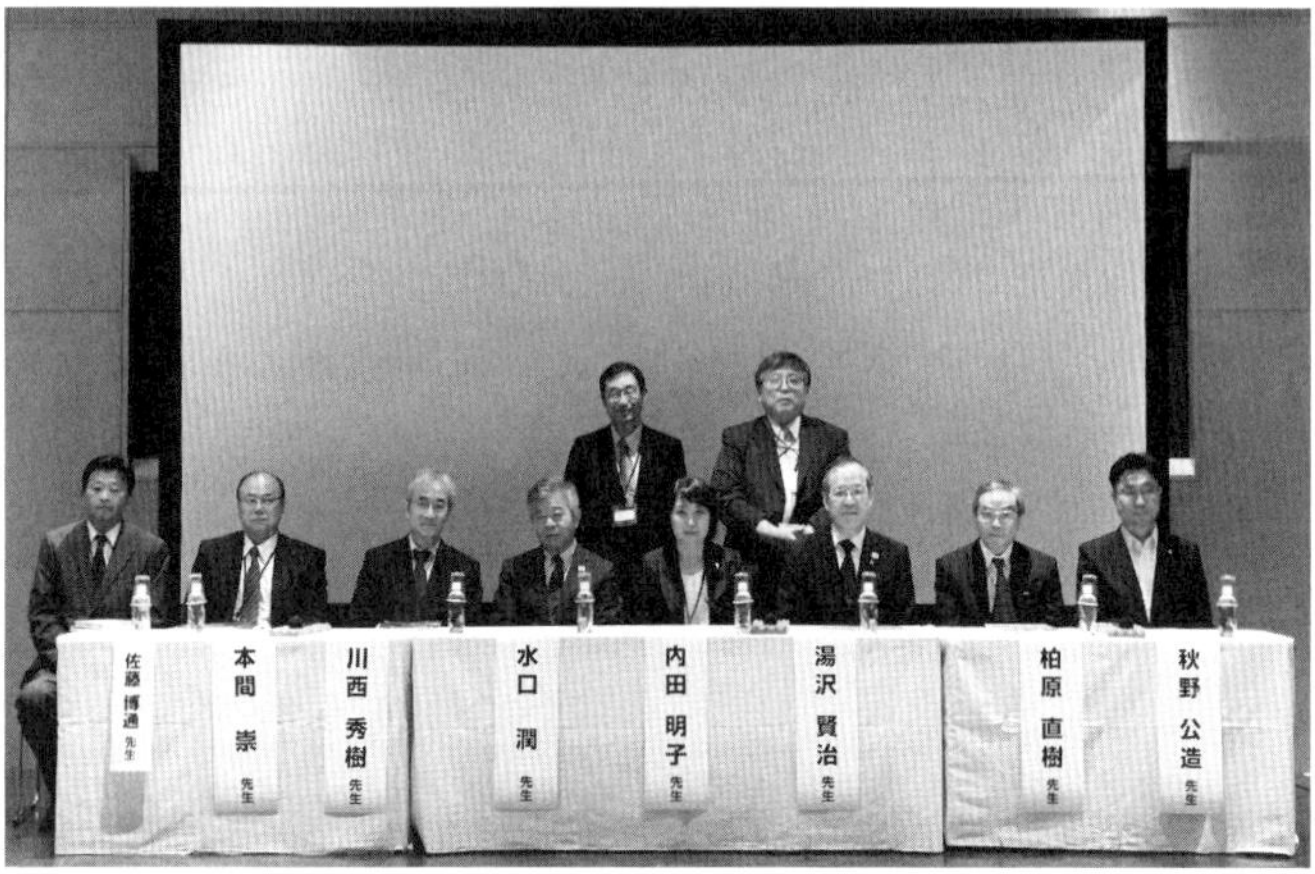

第23回日本腹膜透析医学会学術集会・総会 緊急シンポジウム
前列右から秋野公造参議院議員、柏原直樹日本腎臓学会理事長、湯沢賢治日本移植学会副理事長、内田明子日本腎不全看護学会理事長、水口潤日本腹膜透析医学会理事長、川西秀樹日本 HDF 研究会理事長、本間崇日本臨床工学技士会理事長、佐藤博通佐賀県腎臓病協議会常務理事。後列右から中元秀友日本透析医学会理事長、秋澤忠男日本透析医会会長（2017 年 10 月 7 日、北九州）

中元　具体的には、患者さんが**腎代替療法を選択できる仕組みをつくろうと合意**しました。

腎代替療法選択への新しい取り組み

秋野　その内容をご説明願います。

中元　まず、改めて、わが国は諸外国と比べ、腹膜透析や腎移植が普及していないのです。患者のＱＯＬ（生活の質）の観点から、**腹膜透析や腎移植の普及推進が必要**であり、一方で、質の高い血液透析を受けやすい体制も整えるべきと合意したのです。

秋野　さらに、２０１８年2月14日の日本臨床腎移植学会の緊急シンポジウムを目途《めど》に議論を深めました。

中元　腹膜透析や腎移植を推進する取り組みをどう考えるか。質の高い血液透析とは患者さんにとって利便性の高い側面を持つこと、とも考えました。施設の規模や、透析装置と患者数の比には、ばらつきがあることを踏まえておくことも必要と考えてきました。

秋野　そして、とうとう7学会の理事長が合意したとおりに、平成30年度診療報酬改定において、透析療法にかかわる大きな改定が実現したのです。

中元　まず、透析にかかわる医療機関においては、**腹膜透析や腎移植の推進に資する取り組みや実績などが評価される**ことになりました。

秋野　これまでの導入期加算を見直し、**患者に対する腎代替療法の説明を要件化**して「導入期加算1」とするとともに、腹膜透析の指導管理や腎移植の推進にかかわる実績評価を導入して基準を満たした医療機関には「導入期加算２」として診療上の評価がなされることとなりました。

中元　「導入期加算2」を算定するためには、①腹膜透析の指導管理にかかわる実績があること、②腎移植の推進にかかわる取り組みの実績があることが必要です。さらに、「導入期加算2」を算定できる医療機関に対しては、血液透析の導入期だけでなく維持期においても、新設された「慢性維持透析患者外来医学管理料」により、診療上の評価がなされることになりました。

秋野　具体的には、導入期加算の施設基準は、①在宅自己腹膜灌流指導管理料を過去1年間で12回以上算定していること、②腎移植について、患者の希望に応じて適切に相談に応じており、かつ、腎移植に向けた手続きを行った患者が過去2年で1人以上いること、③導入期加算1の施設基準を満たしていること、ということになります。

中元　きわめて妥当な基準です。②の腎移植に向けた手続きを行った患者とは、どのような患者さんを指しますか。

秋野　厚生労働省が疑義解釈において「臓器移植ネットワークに腎臓移植希望者として新規に登録した患者及び生体腎移植が実施され透析を離脱した患者」と説明しています。

これから腹膜透析や腎移植が推進されていくことになるでしょう。さらに腹膜透析にかかる費用はこれまで入院料に含まれていましたが、入院料とは別に算定する仕組みも実現していただきました。

秋野　一方で、血液透析については、長時間の人工腎臓に対する評価が「長時間加算」として新設されました。また、夜間・休日に透析を行う場合の加算、透析を行うことが著しく困難な患者さんに透析を行うことについても見直され、障害者等加算が充実しました。このように、平成28年度および30年度の診療報酬改定と連続して、透析療法の質の向上を図る診療上の評価が認められたのです。

中元　日本透析医学会として誇りにしていいと思います。改定の内容については後ほど議論しましょう。

しかし、実は日本透析医学会としても長年にわたり、「腎代替療法選択」の必要性を痛感しており、それなりの働きかけを行っていたものの、行政には耳を傾けていただくことができませんでした。ただ今回は、秋野さんの力も借りて、透析にかかわる専門家が力を結集して実現した「導入期加算２」をはじめとする改定です。腎代替療法に至らないよう重症化予防や生活習慣病の改善を促す取り組みと合わせて、透析導入時だけでなく維持期においても適切な療法選択が常に求められていくことになります。

そこで、本書においては、**患者さんに最善の腎代替療法の選択を行っていただくため**に、理事長の責任として腎代替療法についてわかりやすく詳述を試みたいと思います。

秋野　まずは1章において、腎臓について徹底的に理解を深めようと中元理事長に腎臓の働きと体の中での役割をお話ししていただきます。さらに、2章で腎臓病を理解しながら腎機能が落ちるということについて説明していただきます。3章以降では今回の診療報酬改定を踏まえて腎代替療法を腎臓と比較しながら議論を進めていこうと思います。

中元　はい。後から語っていきたいと思いますが、腎臓はすばらしい臓器です。だからこそ腎臓に替わろうとする腎代替療法にかかわる者として、質の向上を追求することに終わりはないと思っています。その立場で、腎代替療法の課題と未来への展望を理事長として語ってみたいと思います。対談する前からわくわくします。それでは秋野さん、始めましょうか。

1章

腎臓は
すばらしい臓器です

腎臓という呼び名の起源

腎臓は、脳や心臓、また消化管や肝臓などに比べて、あまり目立たない臓器かもしれません。でも、例えば旧約聖書の世界では、比喩的には、人の内奥にある感情・心を司《つかさど》っているところと考えられていたようです。

腎臓という語は、原語（ヘブライ語）では「キルヤー」ですが、これは日本語では「思い、はらわた、腎《むらと》」と訳されています。つまり、旧約聖書では、生贄《いけにえ》となる牛や羊、山羊《やぎ》の腎臓という意味で使われているほかに、人格の最も奥深い考えや感情をあらわすのに、この語が用いられています。ですから、英語ではキルヤーをheart、mind、inmost beingと訳しています。

ちなみに旧約聖書でいう「心」は「レーヴ」で、日本語の「心」とは異なり、「理解力」、「知性」、「意思」を意味するそうで、英語ではcardiaと訳しています。心臓と腎臓は並立して使われています。

また、東洋医学では、「気・血・水」をうまく巡らせるために、「肝」、「心」、「脾」、「肺」、「腎」という「五臓」が働いていると考えられていますが、「腎」は多様な機能を含んだ生命エネルギーの貯蔵庫と捉えられています。

一方、医学的な見地では、ギリシャ時代の学者アリストテレスが、すでに腎臓が血管で大動脈、大静脈とつながり、尿をつくり出す臓器であることを記載しています。臨床では、ヒポクラテス学派が、体の水分が腎臓を経て、尿として膀胱へ流れ込むことを示唆しています。そして、ローマ時代の名医として知られるガレノスは、イヌの動物実験で、このことを証明しました。しかし、その後の千数百年間は、腎臓についての知見はさほど進歩はみられませんでした。

時代は変わって、日本の明治、大正、昭和期を生きた作家の芥川龍之介は、１９２３年４月、次のような書簡を送っています。

小生と同じ宿に十二三歳の少女有之《これあり》、腎臓病とか申すことにて、蝋《ろう》のやうな顔色を致し居り候。

芥川龍之介が、「蝋のやうな顔色」と表現したのは、精気がない顔だったのか、外で遊べないため肌が日に焼けずに白かったからでしょうか。もしかしたら、腎臓の機能が低下すると、老廃物の処理がうまくいかず、どちらかというと土色がかった顔色になるので、黒漆の深く美しい黒を意味する「蝋色《ろいろ》」を指したのかもしれません。少女はどういう腎臓病を患《わずら》い、またどの程度進んでいたのでしょう。

いずれにしても、当時は腎臓病になったら養生するしかありませんでした。腎臓の重要性は、患って初めて痛感できることは今も変わらないことです。

腎臓はどこにある？

さて、**腎臓はソラマメのような形をした左右にそれぞれ1つずつある一対の臓器**です。大きさは、大人の人間の握りこぶしぐらい、**重さは1つ約150g。場所は、腰より少し上の背中側、背骨の両側、横隔膜の下**——ちょうど「腰が痛いときにトントン叩く」あたりにあります。

腎臓の働きというと、誰でも真っ先に思い浮かぶのが、「尿をつくる」ということだと思いますが、実はそれだけではなく、私たちの生命活動において、きわめて重要な役割を果たしています。

近年、**「心腎連関」、「脳腎連関」、「肺腎連関」、「肝腎連関」**などということが、盛ん

にいわれるようになりましたが、まさに腎臓は「肝腎要《かんじんかなめ》」――人体の臓器どうしが連携するネットワークの要であり、「人体の司令塔」、「体の中心」だということができるのです。

後で詳しくお話ししますが、ヒトの腎臓は、実に複雑かつ精密な構造と機能をもった臓器です。そして、それは、生命体の進化の過程で必然的につくられ、進化を遂げてきた結果なのです。

では一体、いつ？　どうして？　生命は腎臓を必要とするようになったのでしょうか。

キーワードは、「生物の上陸」。話は、生命の誕生から始まります。

ビッグバンと地球の誕生

宇宙は、150億年前のビッグバンを契機に誕生しました。それから約100億年後に、地球は太陽系の惑星として誕生し、今から38億年前に、最初の生命体が誕生しました。

地球が誕生した当時、地球の地表は溶岩で覆われ、また空は、蒸気や窒素、二酸化炭素などのガスでできた原始大気で覆われていました。大気の温度は１０００℃を超えていましたが、やがて冷えていき、原始大気の中に含まれていた水蒸気が雨となり、地球全体が大雨の時代に突入しました。それが１０００年近くも続いて、今の海のもととなる原始の海が生まれたのです。この原始の海は、初めは酸性で、とても生物が棲《す》めるような環境ではありませんでしたが、その後、徐々に、地表のカルシウムやナトリウム、マグネシウム、鉄などの鉱物を溶かしていき、今のような海の原型ができあがったといいます。

そして、いよいよこの海で生命が誕生することになります。

生命誕生

最初の生命――原始生命は単細胞生物で、海底火山の熱水噴出口付近で誕生し、熱水に含まれた硫化水素や二酸化炭素を還元してエネルギーを得ていたとされています。

それから数億年、生命はさしたる進化をしませんでしたが、今から約27〜32億年前に、それまでとは異なる、ある特徴をもった生物が出現したのです。それは、光を利用することによってエネルギーをつくり出す「**シアノバクテリア**（光合成細菌）」です。

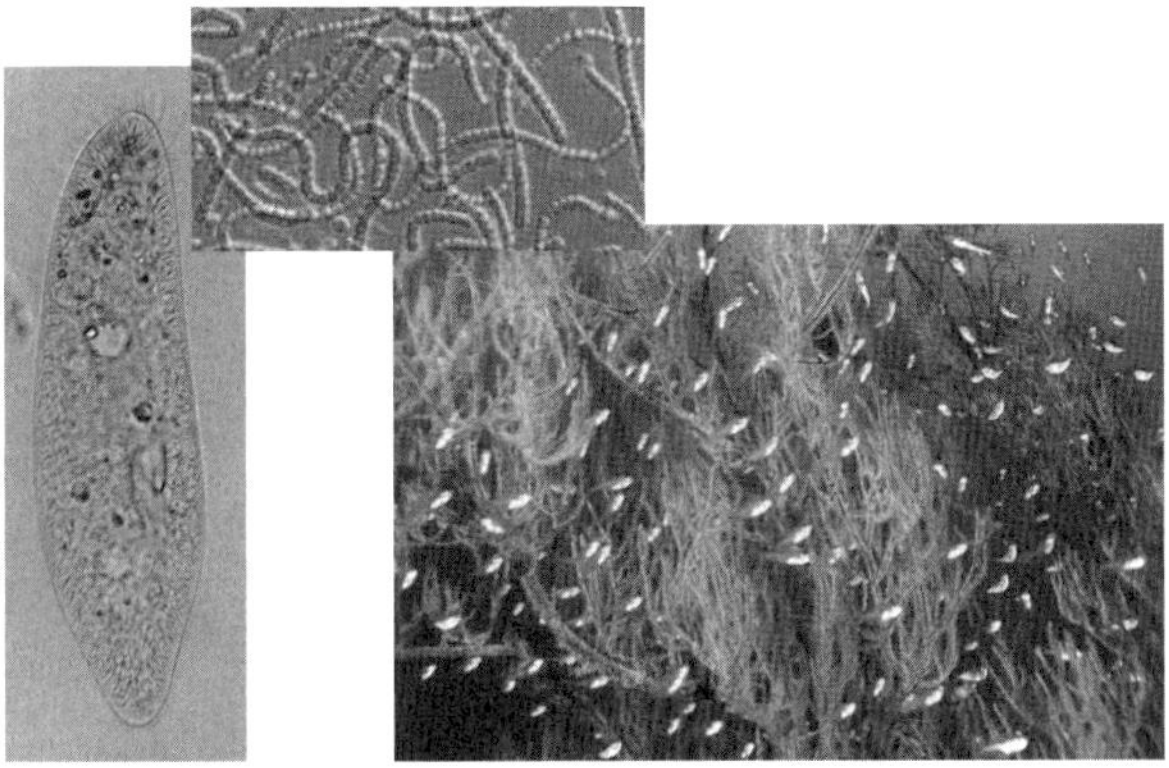

初期生命体は単細胞生物で海中に生存していた
今から約27〜32億年前に、それまでと異なる、ある特徴をもった生物が誕生した。それは、光を利用することによってエネルギーをつくり出す生物である

シアノバクテリアは、細胞内に核がない原核生物（バクテリア）の仲間ですが、他のバクテリアと違って、葉緑素（クロロフィル）をもち、光合成をすることができます。つまり、シアノバクテリアは自分で有機物とエネルギーをつくることができるため、その生息範囲を一気に拡大することができました。

ちなみに、今、この地球上が大気で覆われているのは、シアノバクテリアが、光合成によって少しずつ酸素を排出した結果だと考えられています。

生命の進化は海中より陸上へ

36〜38億年前	生命の起源
27〜32億年前	細菌の出現(原核細胞生物) →リボゾーム内の有機化合物合成
	光合成生物の出現(ラン藻類) →酸素の増加
20〜22億年前	真核生物の出現(植物) →核をもつことで細胞増殖が可能に
10〜12億年前	多細胞生物の出現(植物)
6〜 8億年前	原生動物の出現
4〜 6億年前	大型多細胞生物の出現(動物)
2〜 4億年前	魚類の出現(脊椎動物)

●4億年前：節足動物が陸上へ
●3億年前：脊椎動物が陸上へ

単細胞から多細胞へ進化した生命

20〜22億年前には、細胞の中の細胞小器官が高度に発達して細胞核をもつ「真核生物」(植物)が出現しました。つまり、核をもつことで細胞増殖が可能になった生物が誕生したわけです。

「多細胞生物」(植物)が生まれたのは、10〜12億年前。その後、6〜8億年前には原生動物が、4〜6億年前には大型多細胞生物(動物)が出現し、2〜4億年前には脊椎動物である魚類が出現しました。

さて、生物が海から陸へ進出できたのは、地球の周囲にオゾン層が形成されたことによります。すなわち、オゾン層によって、地球に達する紫外線が弱まり、生命が陸上で生き延びられる環境が整ってきたのです。

上陸した生命と腎臓の誕生

最初に陸上にあがったのは、植物でした。それに続き、約4億年前から、昆虫を含む節足動物も陸上へ進出しました。

脊椎動物は、海水から淡水を経て上陸することになります。海に棲む脊椎動物は、海水よりミネラルを得ることは容易でした。顎がない円口類の腎臓は「前腎」といわれ、きわめて単純な仕組みです。

しかし、魚類が淡水を経ることによって海から得られたミネラルを体内で調整する仕組みが必要となり、体内のミネラルを保つ「硬骨」をもつ魚類へ進化することになります。さらに**ミネラルを排出する際の調節を担うより発達した「腎臓」が必要となったのです。**

魚の腎臓である「中腎」は左右が癒合して1本の棒状物となり、そこから出る尿管である1本の中腎管が膀胱につながっています。魚類と両生類においては、「前腎」は退行変性して「中腎」が腎臓として機能します。なお、腎臓と膀胱の間には、浮き袋がありますが、魚の浮き袋は空気呼吸が可能です。

浮き袋が陸生の脊椎動物の肺に進化したとする説、魚類の浮き袋もヒトの肺も共通する祖先の原始的な肺を起源とする説も興味深いところですが、いずれにしても、硬骨を用いた運動能力と浮き袋を用いた浮力調節能力を得た硬骨魚類は海に戻り、海中においても硬骨魚類が中心の世界となりました。そこで、最初に種として陸上への進出を成し遂げたのは、魚類とその一部から新たに出現した「両生類」の仲間で、約3億年前のことです。

しかし、まだ、両生類は完全には水辺を離れることができませんでした。現在でも両生類の生態は半水半陸であり、幼体時にはエラ呼吸、成体から肺呼吸を行い、卵は殻をもちませんから、水中に産む必要があります。そのために、両生類の腎臓も硬骨魚類の腎臓と同じく「中腎」なのです。したがって、脊椎動物が完全に陸上進出に成功するのは、両生類から進化した次の爬虫類ということになり、爬虫類、鳥類、ほ乳類においては、「前腎」と「中腎」がほとんどが退行変性して「後腎」が腎臓として機能します。

こうして生命は、進化の過程において、海から陸へあがっていきました。人類が誕生するのは、これよりまだまだずっと先、今から約500万年前のことです。

丈夫な骨格と腎臓

前述したとおり、**水中から陸上に進出するに伴って、生物、ことに脊椎動物は、環境に適応するための進化が必要でした。**

その1つは、淡水域に移動して得られた硬骨よりもさらに「丈夫な骨格」の獲得です。陸にあがると、地球の重力に逆らって体を支えなければなりませんから、硬くて丈夫な骨がぜひとも必要なのです。海に暮らしていた魚の骨のままでは、とうてい陸上では生きていけません。

例えば、サケの骨を圧力釜で煮ると、食べられますよね。でも、豚骨や鶏ガラは、スープをとるにはいいですが、とても硬くて食べられたものではありません。この違いは何かといいますと、魚の骨の主成分は炭酸カルシウムで、これは非常にやわらかい。一方、豚や鶏の骨の成分は、私たち人間もそうですが、リン酸カルシウムです。

つまり、水中から陸へあがった脊椎動物は、丈夫な骨格が必要となり、**炭酸カルシ**

ウムの骨から、リン酸カルシウムの骨になるという進化を遂げたのです。

リン酸カルシウムの骨は、常に骨をつくる細胞（骨芽細胞）による「骨形成」と、骨を壊す細胞（破骨細胞）による「骨吸収」を繰り返して、常に新しく生まれ変わっています。実は、このとき必要なのが、カルシウムとリン、なかでも無機リンの代謝です。そのため、体の中に、カルシウムとリンを蓄えておかなければなりません。ただし、リンは過剰になると、骨から血液中へカルシウムの流出を招き、全身に様々な病気を引き起こす原因となります。

生命体は、**常にカルシウムを体内に溜めておき、過剰なリンを排泄するために、「腎臓」が必要だった**のです。

カルシウムとリンの代謝

私たちが食べ物から摂取したカルシウムは、まず小腸で吸収され、その大部分はリン酸カルシウムとして骨に蓄えられ、残りは血中に遊離し、体の諸機能に関与するとともに、腎臓から尿と一緒に体外に排泄されます。

このとき、摂取されたカルシウムの量と、体が必要としているカルシウムの量を考

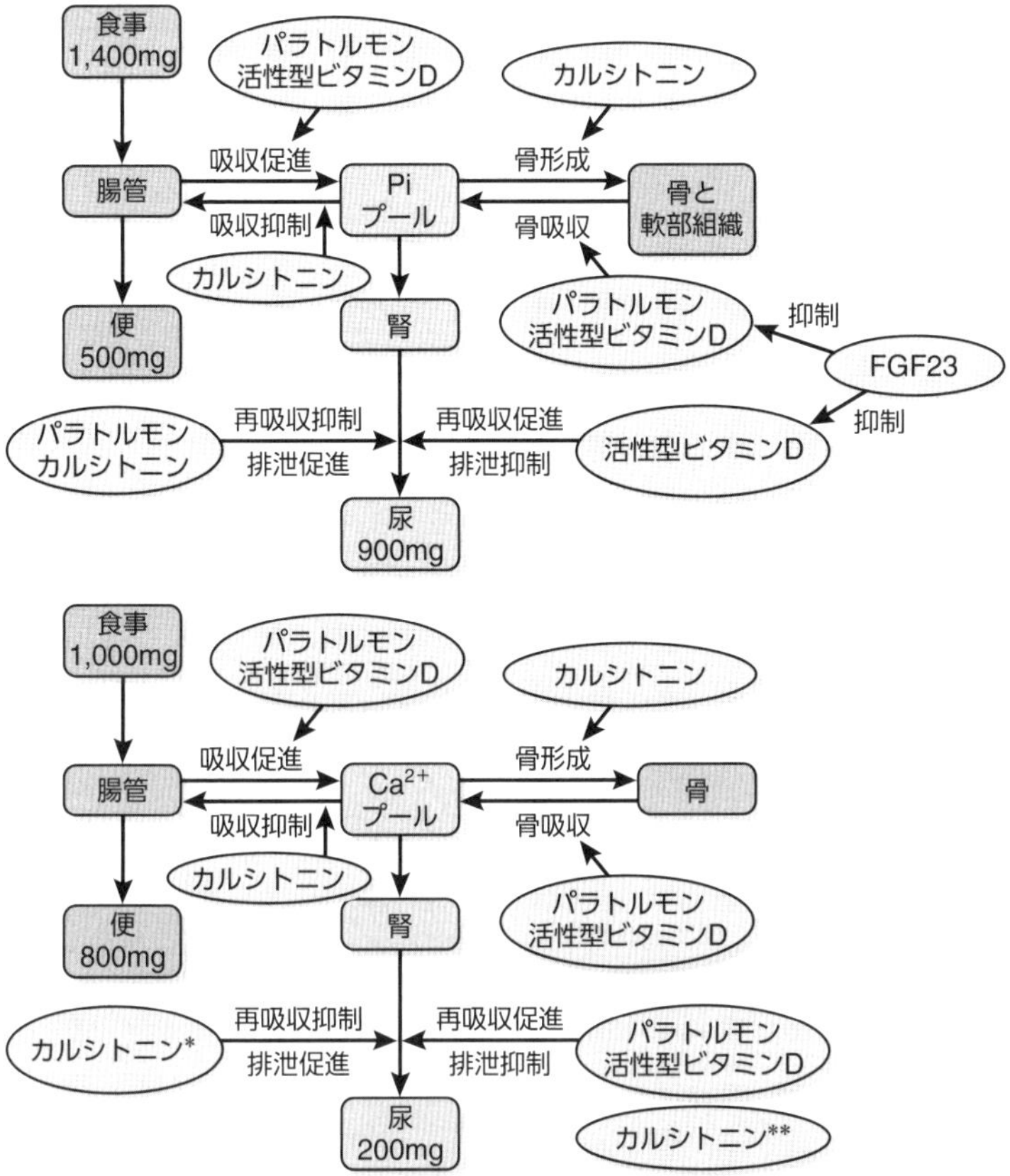

無機リン(Pi)とカルシウムイオン(Ca^{2+})の恒常性維持の概要[1)]

上：Pi の恒常性維持、下：Ca^{2+}の恒常性維持。カルシトニンは、生理的にはカルシウム排泄を増加させ*、薬理的用量では排泄を抑制する**。次ページの表参照

カルシウムとリンの代謝

	血中カルシウム	血中リン
パラトルモン	↑	↓
活性型ビタミンＤ	↑	↑
カルシトニン	↓	↓
FGF23		↓

え合わせて調節しているのが、副甲状腺から分泌されるパラトルモン（ＰＴＨ、副甲状腺ホルモン）と、甲状腺から分泌されるカルシトニン、腎臓で活性化される活性型ビタミンＤ（カルシトリオール）です。

パラトルモンは、①腸管からのカルシウム吸収を促進して、②骨吸収を促進し、骨からカルシウムを遊離させ、③腎臓で再吸収を促進してカルシウムの尿中排泄を抑制することで、血中カルシウムを増加させる働きをします。一方、リンについては、①腸管で吸収が促進され、②骨吸収を促進してリンを骨から遊離して、血中リンは増加しそうですが、③腎臓で再吸収を抑制して、排泄の促進が大きいことから、血中リンは結果として減少することに注意してください。

カルシトニンは、①腸管からのカルシウムとリンの吸収を抑制し、②骨形成を促進して骨にカルシウムとリンの沈着を促進し、③尿中にカルシウムとリンの排泄を促進して、血中のカルシウムとリンを減少させる働きをします。

活性型ビタミンDは、パラトルモンの刺激を受けて、カルシウムとリンの①腸管からの吸収を促進し、②骨吸収および骨形成を促進し、③腎臓で再吸収を促進して、血中のカルシウムとリンを増加させる働きをします。

少し整理をしますと、活性型ビタミンDは血中のカルシウムとリンを増加させ、カルシトニンは血中のカルシウムとリンを減少させますが、パラトルモンは血中カルシウムを増加させ、また血中のリンを減少させます。

通常、**血液中のリンの濃度（血清リン濃度）は、腎臓の調節機能によって一定に保たれていて、それによってパラトルモンの分泌が正常に行われます。しかし、腎臓の機能が低下すると、リンが尿中に排泄されず、血液中に蓄積されます**（高リン血症）。

近年、高リン血症がFGF23という物質を過剰に分泌させることがわかってきました。FGF23は、尿中に①リンを排泄させ、②ビタミンDの活性化を抑制します。すると、その影響でパラトルモンが過剰に分泌され、骨のカルシウムが血液中に溶け出してしまうのです。

ちなみにビタミンDは、食物からの摂取で体内に取り込まれるほか、皮膚中に存在

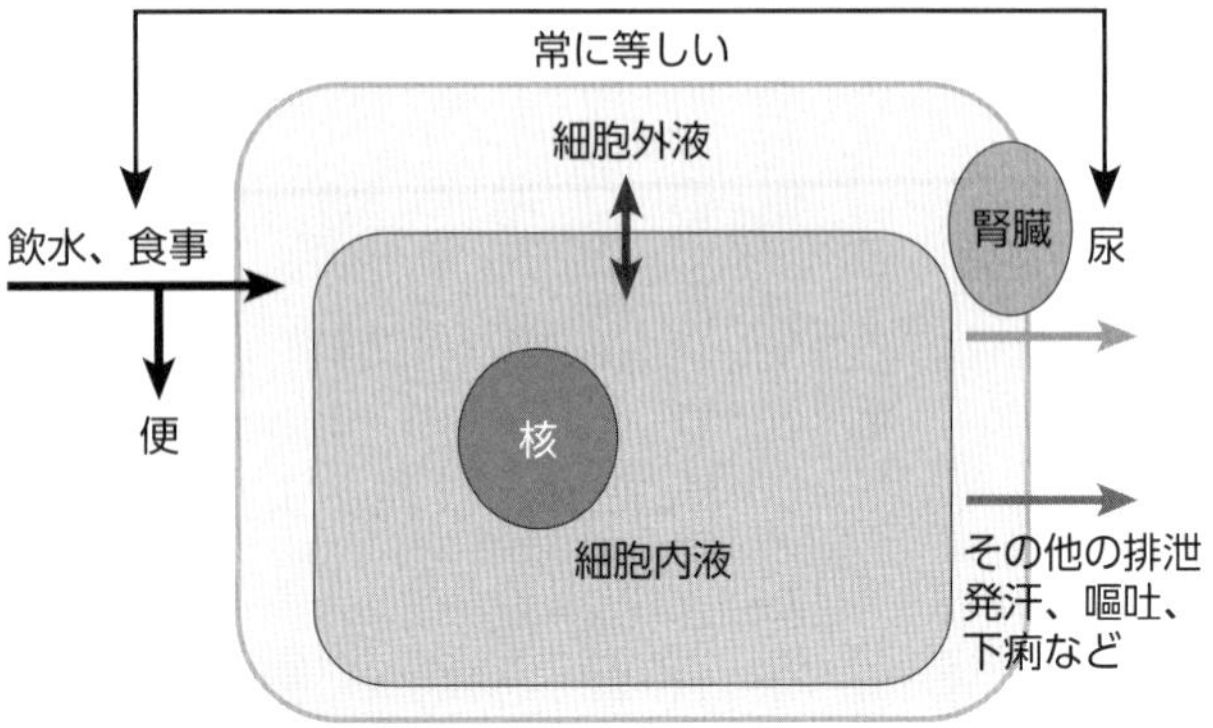

細胞外液は細胞を取り巻く海
細胞外液環境を一定に維持することが腎臓に与えられた使命である

するコレステロールに紫外線が当たることでも合成されます。そして、これらビタミンDは、肝臓→腎臓の2段階の反応を受けて、活性型ビタミンDとなります。

内なる海「細胞外液」

生命は海で誕生し、海の中で暮らしていました。そして、もともとの生命体は単細胞生物だったということは、すでにお話ししたとおりです。では、消化管も何ももっていない単細胞生物がどのように生きていくかというと、**必要な成分を海水から取り入れて代謝し、不要になったものを海に排出する、ということを行っていた**のです。

ところが、生命は陸上に進出することで、エネルギーを得る場所であり排泄物の処理場でもある「海」を失うことになりました。**そのとき必要となったのが、実は「細胞外液」だった**のです。いうなれば、内なる海「細胞外液」は「細胞を取り巻く海」＝「細胞を守るための海」なのです。

ご承知のように、私たち人間の体にある水分（体液）は、細胞の中にある細胞内液と、細胞の外にある細胞外液の２つに分けられます。そして、その水分は、体の構成成分に占める比率が最も高く、成人男性の場合、体重の60％を占め、そのうちの40％が細胞内液、残りの20％は間質液や血漿（血液の液状成分）などの細胞外液として存在しています。

さて、細胞は、体内を循環する細胞外液から酸素や栄養素を受け取り、エネルギー消費によって代謝、産生された老廃物を体の外に排出することで活動しています。すなわち、私たちが食事などによって摂取した栄養素は、消化管で吸収され、まず細胞外液に入り、細胞が必要なときに、細胞内液に取り込まれます。また、細胞から出た不要となった代謝産物は、細胞外液に送り出されることになります。これによって細胞は元気に働くことができるというわけです。

細胞外液が、「細胞を取り巻く海である」というのは、こういうことなのです。

しかし、この海は、小さな、小さな海です。細胞内液の半分しかありません。本当の海――大海であれば、様々な浄化作用があって、ミネラル類の濃度を一定に保つのは容易ですが、非常に少量の液しかない細胞外液では、そうはいきません。したがって、**非常に強力な浄化槽**がどうしても必要となります。

すなわち、それが「腎臓」です。

簡単にいうと、生命体の基本とは細胞であり、細胞内液は細胞の核を取り巻く重要なものです。そして、その周りの細胞外液は、必要なものを細胞内液へ送り、不要なものを外へ排出する役割があります。ですから、体液の電解質組成は、細胞内液は人体にとって必要な組成、細胞外液は生命が海で生まれた名残りなのか、海水に近い組成になっています。

腎臓に与えられた使命は、この**細胞外液の環境を一定に維持**すること。その浄化作用で、いつも穏やかできれいな海をキープすることなのです。

腎臓の優れたセンサー

例えば、腎臓は、細胞外液の４分の１を占める血液のナトリウム濃度を１３５～１

腎臓の優れたセンサー

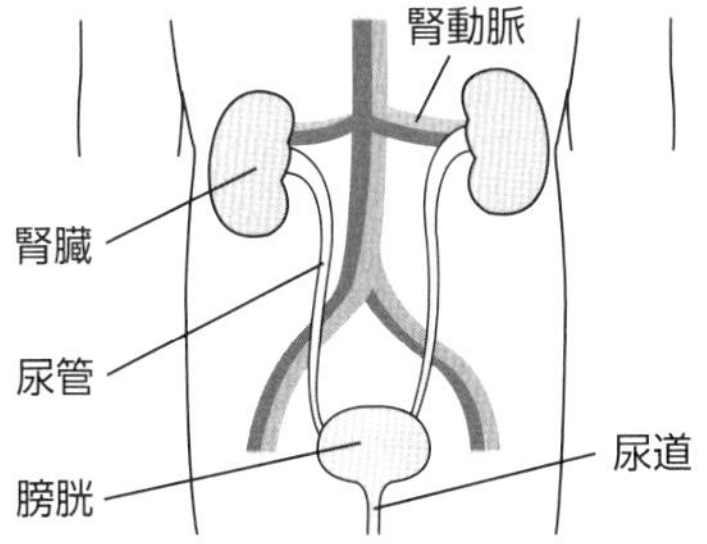

腎・泌尿器系

４５mEq／L、pH７・４±０・05という、ほぼ一定の状態に常に維持しています。

　では、どのようにそうした環境を保っているのか。なぜ、そんなことができるのか。それは腎臓が、きわめて優れたセンサーをもっているからにほかなりません。

　例えていうなら、腎臓はミシュラン三ツ星の最高の料理人です。料理の味を決めるのは、適切な塩加減、温度、酸味などです。これらの絶妙な加減が、完璧な味をつくり出します。そして、塩加減は、塩の量と水分量で決まります。つまり、**腎臓は塩分と水分の排出量をコントロールすることで、体内の環境を一定に保っている**のです。

　こうした腎臓の調節機能の１つに「浸透圧調節系」があります。**浸透圧とは同じ濃度を維持しようとする力**です。細胞膜を隔てた細胞内外の水の移動は、細胞内外の浸透圧によって決まるはずですが、腎臓が細胞外液の浸透圧を一定に保ってこそ、細胞内液の量を一定の範囲に調節しているわけです。血漿浸透圧はナトリウム濃度に大きく依存します。要は、**ナトリウム濃度を一定にしようと働く**のです。

例えば、塩辛いものをたくさん摂ると、非常にのどが渇きます。これは血中ナトリウム濃度が上がるため血漿浸透圧が高くなり、それを下げるために「水を飲め」と脳（渇中枢）から指示が来るからです。そして、水分摂取をすると血液中のナトリウムが薄まって、のどの渇きがおさまるというわけです。

ナトリウムによる水分調節と血圧の維持

また、ナトリウムを過剰摂取して、血漿浸透圧が上昇すると、脳の視床下部から神経を介して下垂体後葉で抗利尿ホルモン（ＡＤＨ）と呼ばれるホルモンが分泌されます。この**ＡＤＨは、尿の量を少なくするホルモン**で、腎臓に作用して水を再吸収します。ですから、血液中のＡＤＨが少なくなると尿量が増え、逆にＡＤＨが増加すると尿量が減少します。

例えば、のどが渇いているような状態では、血液中のＡＤＨは増加して体に水分を保持します。一方、水分を過剰に摂取したときにはADHが減少して、余分な水分を尿として排泄します。

さらに、水を過剰摂取すると、体の中では細胞外液に急激にナトリウムが溜まるのと同時に、体液量も急激に増えます。すると血圧が上昇し、心臓に負担がかかってきます。これを回避するために、心房性ナトリウム利尿ペプチド（ANP）というホルモンが、心臓から分泌されます。このANPが分泌されると、「ナトリウム再吸収抑制」が起こり、ナトリウムの排泄増加を伴う利尿をもたらします。これによって体液量を減らして、心臓の負荷を下げるのです。

一方で、血圧が低下すると腎臓のろ過機能が低下します。そこで、体内の水分とナトリウムのバランスをとるシステムとして注目されるのが、「レニン・アンジオテンシン・アルドステロン系」という調節系です。

腎臓は、体内の水分やナトリウムが不足すると、「レニン」という酵素を分泌し、血中の「アンジオテンシン」というホルモンを活性化して、血管を収縮させ（＝血圧を上げ）るとともに、副腎からアルドステロンを分泌させ、ナトリウムの再吸収を促して体液量を増加させようとします。逆に、体内の水分やナトリウムが過剰だと、腎臓はレニンの分泌を抑制して、水とナトリウムの利尿を同時に起こします。

このように、**腎臓は「体液の恒常性維持」という、私たちの体（＝細胞）を維持するうえで、最も根本的な、重要な機能を支えている**のです。

腎臓が分泌するもの

腎臓は、ホルモンを産生したり活性化する臓器としても重要です。

例えば、レニンや、エリスロポエチン、ビタミンDなどがそれにあたります。

レニンは、腎臓の傍糸球体細胞と呼ばれる細胞で合成、貯蔵、分泌され、前述したように、レニン・アンジオテンシン・アルドステロン系を介して、血液量や血圧をコントロールします。

「エリスロポエチン」は、腎臓の尿細管間質細胞というところでつくられます。心臓から送り出される血液の4分の1という、大量の血液が日々送り込まれる腎臓には、血液中の酸素の状態を感知するセンサーが「酸素不足」を感知すると、エリスロポエチンをつくり出します。そして、エリスロポエチンは、血液を製造している骨髄に赤血球をつくる指示をするのです。

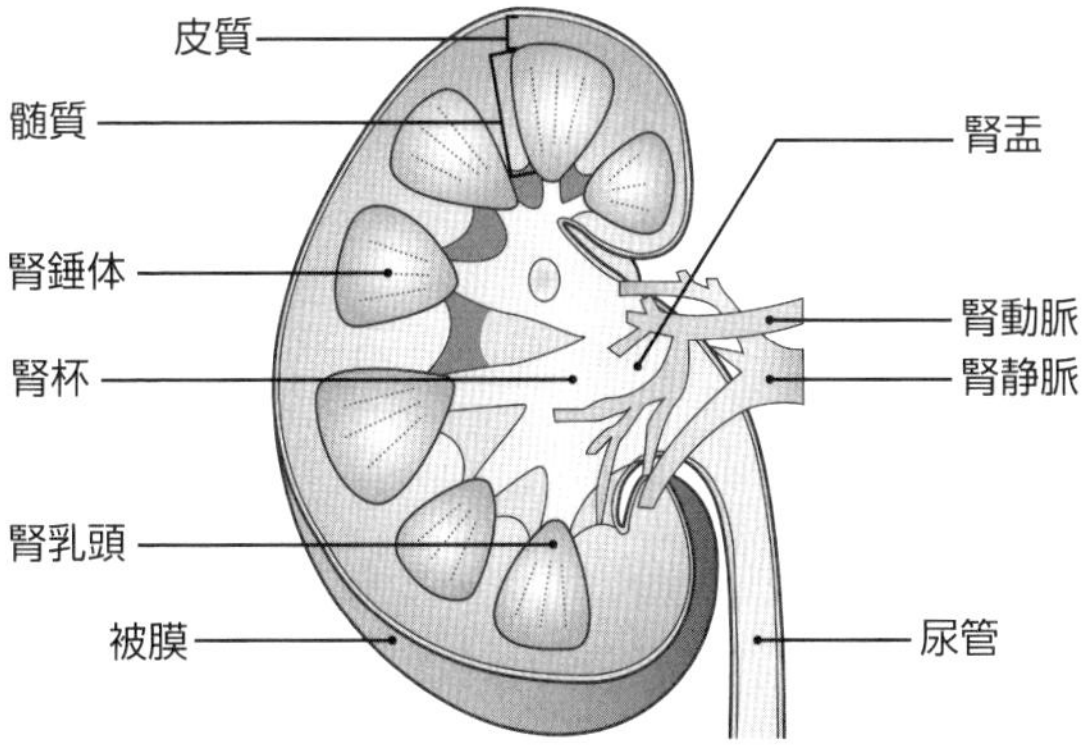

ヒト腎の断面図[1)]

後述しますが、**「腎性貧血」は腎臓の働きが低下して、このエリスロポエチンの分泌が減少し、赤血球をつくる能力が低下することで起こります。**

ビタミンDは、前述したとおり、そのままのかたちでは働くことができません。肝臓と、腎臓の尿細管で酵素の働きを受けて、活性型ビタミンDになります。

尿をつくるための腎臓の構成

さて、最もよく知られる、腎臓の重要な働きは、**尿をつくる**こと。そして、尿として体の**老廃物を排泄する**ことです。

腎臓は、「腎実質」、「腎杯」、「腎盂（腎盤）」に分かれており、血液をろ過して尿をつくる機能を担っているのが腎実質、腎実質からの尿を受けて腎盂に導く働きをするのが腎杯、その尿を尿管に送る部分が腎盂です。

腎実質は外層の「皮質」と内層の「髄質」に分けられ、皮質には血液をろ過する糸球体が、髄質には尿成分を調整したり、濃縮する仕組みが備わっています。それらが髄質と皮質にまたがって、**「ネフロン（腎単位）」という小さな構造体があり、1つの腎臓で約100万個ある**といわれています。

このネフロンは尿をつくる1つのユニットで、「腎小体」とそれに続く「尿細管」から構成され、腎小体は毛細血管のかたまりである「糸球体」とそれを取り囲む「ボーマン嚢」からできています。

血液がろ過されて尿ができる仕組み

では、どのようにして血液はろ過されるのでしょうか。

腎臓に入った「腎動脈」は、枝分かれして「輸入細動脈」になり、ボーマン嚢に入り、糸くずのかたまりのような形をした毛細血管網の糸球体をつくり、再び輸出細動脈になってボーマン嚢から出ていき、腎動脈に合流します。

血液がろ過されて尿ができる仕組み

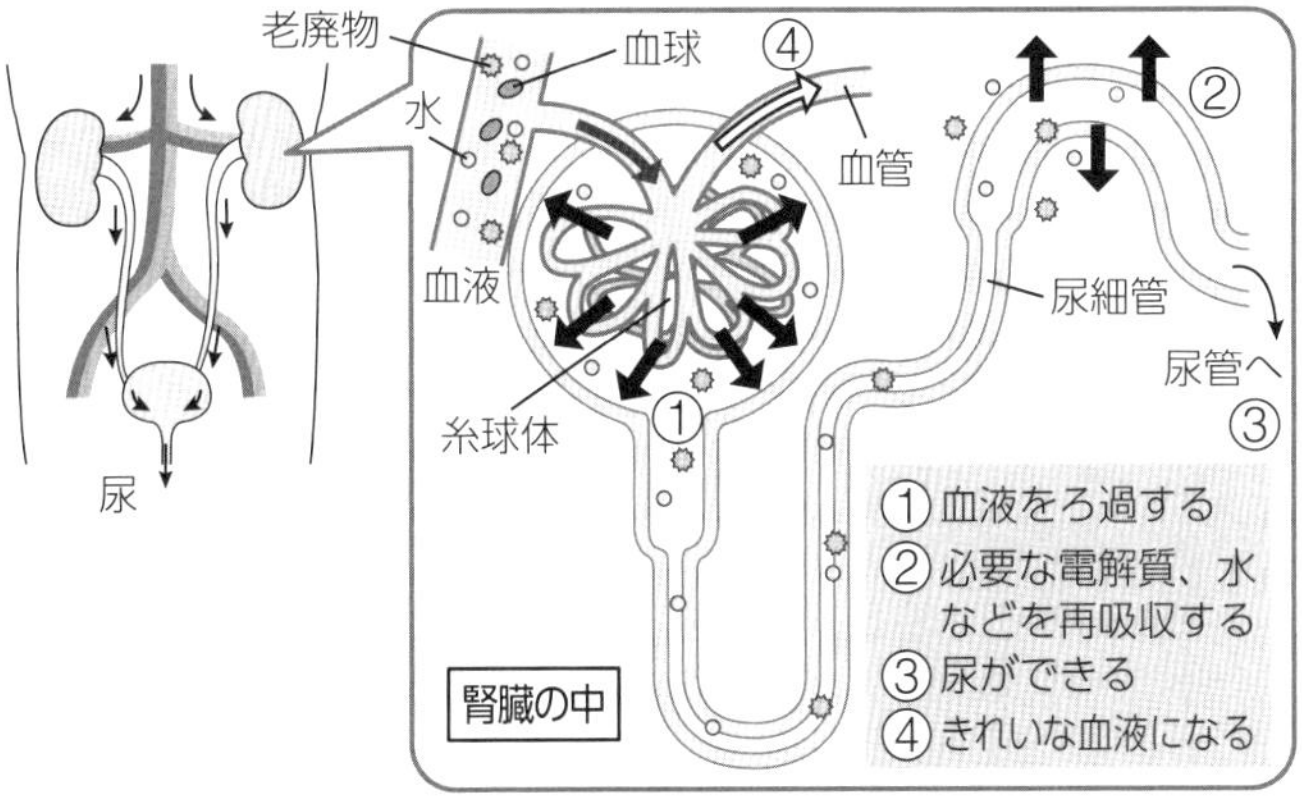

腎臓における尿の産生過程―血液のろ過と尿の生成

糸球体には、基底膜というろ過をするための膜があり、血液中のクレアチニン、尿素窒素、尿酸などの老廃物や、水、グルコース、アミノ酸、電解質などがろ過されます。このろ過液のことを「原尿」といい、ボーマン嚢内から滲み出て、今度は尿細管に流れ出ていきます。

糸球体から1分間にろ過される量を糸球体ろ過量（GFR）といい、基準値は100〜110mL／分です。ですから1日につくり出される原尿の量は、

「100mL／分×60分×24時間＝14万4000mL／日」

なんと、**約140〜150Lの原尿が濾《こ》し出されている**のです。

尿は濃縮されて体外に排泄される

でも、皆さん、そんなにたくさんの尿を排泄してはいませんよね。**実際の尿の排泄量は、1日1・5L程度、原尿の約1%です。**では、あとの99%はどこへ行くかというと、これが尿細管で再吸収されるというわけなのです。この過程で不要なものは濃縮され、必要なものは体内に再吸収されます。

糸球体でろ過され、尿細管に流れ込む原尿の中には、前述したように除去すべき老廃物や毒物だけでなく、水、グルコース、アミノ酸などの栄養素や電解質など、排泄されてはいけない有用な物質も含まれています。また、体にとって不要な物質もきれいに取りきれているわけではありません。そのため、尿細管は、原尿に含まれる物質の中から、必要なものを選別して再吸収すると同時に、血液中に残ったままになっている不要物を尿中に引き込み排泄する働きもしています。これを**分泌**といいます。

まず栄養素は、原尿がボーマン嚢から出た直後の近位尿細管というところに流入すると、すぐに再吸収され、１００%が血管に運ばれます。また、細胞外液の主な電解質であるナトリウムイオンや塩化物イオン、水など、必要なもののほとんどが再吸収

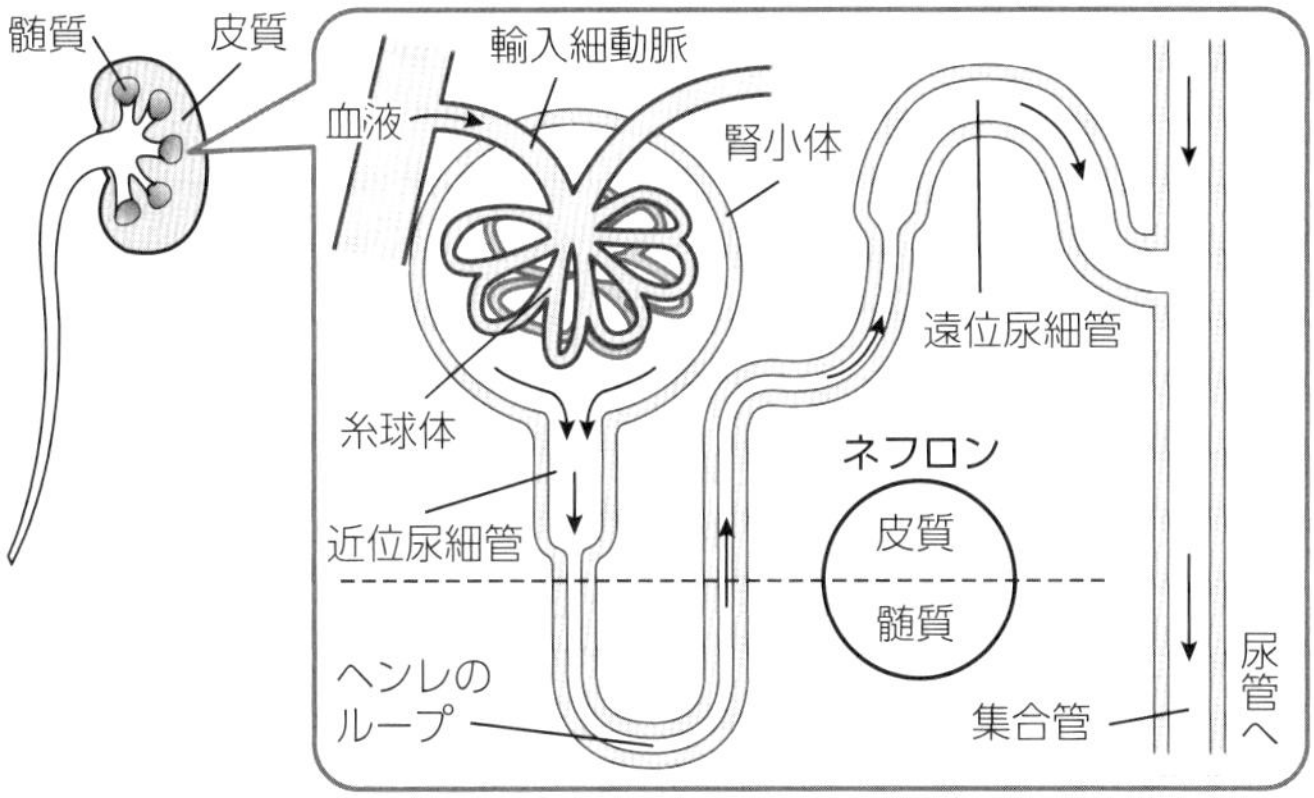

ネフロンの構成

されます。一方、リンはパラトルモンの作用により近位尿細管で再吸収を抑制して排泄を増加させます。そして、その後も原尿は、ヘンレのループ↓遠位細尿管↓集合管と呼ばれる細尿管の各部位を通っていきます。

ヘンレのループの上行脚では、ほとんど水を通さないため、水の再吸収は行われず、ナトリウムイオンや塩化物イオンだけが再吸収されます。遠位尿細管では、必要な量のカルシウムの再吸収、不要なカリウムイオンをナトリウムイオンと交換するかたちで排泄します。また、血液をアルカリ性にするために、尿の酸性化を行います。

こうして、再吸収された原尿は、集合管を経て腎盂に流れます。このとき、集合管でも、抗利尿ホルモン（ADH）による水分の再吸収が行われます。そして、最終的に、老廃物と余分な水分だけが尿となって、体外に出されるというわけです。

腎臓は体の中の電解質の調節を行う

ここで電解質について、少しだけ説明しておきたいと思います。

電解質とは、水に溶けると、陽イオンと陰イオンに電離する物質のことで、ナトリウム、カリウム、カルシウム、マグネシウム、リン、クロール、重炭酸などがあります。これらは主要ミネラルとしても重要で、生命を維持するために必要不可欠なものであり、体の中に一定の範囲内で保持されています。

以下で、主要な電解質の働きを簡単に触れておきます。

●ナトリウム（ナトリウムイオン〈Na^+〉）

細胞外液の主要な陽イオンです。前述したように、体液の浸透圧を一定に保つ働きがあり、血圧の調整系と密接に関係しています。神経や筋肉の刺激伝達に関与し、酸塩基平衡（後述）の調節を行います。

●カリウム（カリウムイオン〈K^+〉）

細胞内液の主要な陽イオンです。常にナトリウムと拮抗しており、体液の浸透圧の維持、酸塩基平衡の維持に関与しています。特に、心筋の収縮や弛緩、神経の興奮や筋の収縮にかかわります。

●カルシウム（カルシウムイオン〈Ca^{2+}〉）

体内で最も多く貯蔵されているミネラルで、その99％は骨に存在し、残りの1％は血液中やリンパ液といった細胞外液と細胞内液にも存在しています。細胞膜を安定させ、心筋や骨格筋の収縮を促す働きがあります。カルシウムが不足したときは、骨からカルシウムが放出されます。

●リン（リン酸イオン〈PO^{4-}〉）

細胞内液にある主要な陰イオンです。カルシウムとともに、骨にヒドロキシアパタイト（リン酸カルシウムの一種）というかたちで蓄積します。細胞膜や骨の構成に不可欠で、糖代謝においてもアデノシン三リン酸（ＡＴＰ）として必須です。

●マグネシウム（マグネシウムイオン〈Mg^{2+}〉）

体内で、約60％が骨に存在し、残りのほとんどは細胞内のイオンとして働きます。酵素、補酵素として、エネルギーの産生と消費に必須で、カルシウムと協働して、細胞の働きの調整、心筋や骨格筋の収縮の促進、神経細胞の情報伝達などに関与しています。

●クロール（塩化物イオン〈Cl^{-}〉）

細胞外液の主要な陰イオンで、ナトリウムに次いで細胞外液の浸透圧に寄与しています。また、酸塩基平衡の影響を受けるため、クロールが１１０mEq／L以上であればアシドーシス（酸性血症）、96mEq／Lならアルカローシス（アルカリ血症）が推測されるなど、指標になります。

ＡＤＨとナトリウム以外の電解質

さて、他の栄養素と同じように、電解質は食事などによって体の中に入ると、消化管から吸収されて、まず細胞外液に入ります。細胞外液の電解質の過不足は脳の視床下部で感知され、抗利尿ホルモン（ＡＤＨ）の分泌量が調節されます。ナトリウム濃度が高くなると、血漿浸透圧が上昇し、ＡＤＨが分泌されると前述しましたが、実は、これはナトリウムだけの話ではなく、全イオンにいえることなのです。ナトリウムは全イオンの最大多数派ですが、浸透圧のすべてを担っているわけではありません。

そして、細胞の浸透圧は、ＡＤＨ分泌の情報から、腎臓がどのイオンをどのくらい尿中へ排泄するか決めることで調節されるのです。つまり、**電解質代謝の恒常性は、腎臓によって維持されている**わけです。

体内の酸塩基平衡

私たちの体は、常に酸性にもアルカリ性にも傾きすぎないように平衡を保って生きています。体の中で酸とアルカリのバランスがとれていることを「酸塩基平衡」といい、血液はpH7・40±0・05と非常に狭い範囲で調節されています。

簡単にいうと、酸とは水素イオン（H^{+}）を放出するものであり、塩基とは水素イオンを受け取るものです。酸性かアルカリ性かは、溶液にどれだけ水素イオンが含まれているかで決まり、酸性の溶液には水素イオンが多く、塩基性の水溶液には水酸化物イオン（OH^-）が多く存在しています。

また、pHは溶液の性質（酸性・アルカリ性の程度）をあらわす単位で、水素イオン指数、または水素イオン濃度指数ともいい、pHが低いほど水素イオン濃度は高くなります。

そして、この**pHを調節しているのが、腎臓と肺**です。つまり、私たちの体は、エネルギー代謝の結果、体内に膨大な酸をつくり出していて、その代謝産物を体の外へ捨てるのが、腎臓と肺の役割なのです。

私たちは、食べ物から栄養素を取り入れ、それを活動するためのエネルギーや生命維持に必要な物質に変えています。代謝とは、この営《いとな》みのことで、エネルギー源となる栄養素は、炭水化物、脂質、タンパク質の３大栄養素です。

これらの栄養素から代謝、排泄されるものは、水と二酸化炭素、そして窒素や硫黄化合物です。炭水化物と脂質は代謝されて、水と二酸化炭素が産生されます。

代謝時に、細胞呼吸で二酸化炭素として産生される酸は、揮発性酸といい、１日に１万５０００～２万 mEq が生じ、水（代謝水）は約３００ gが生じます。この揮発性酸は、呼吸により肺から排泄されることになります。

一方、食事から摂取されたタンパク質は代謝され、水素イオンが負荷された硫酸（H_2SO_4）やリン酸（H_3PO_4）といった不揮発性酸が産生されます。そして、この不揮発性酸は、腎臓からしか排泄することができないのです。

代謝産物の二酸化炭素、硫酸やリン酸はいずれも酸であり、肺や腎臓から排泄されないと血液が酸性に傾きます。この状態を**アシドーシス**といって、アシドーシスになると体調がきわめて悪い状況になります。重篤なアシドーシスは死につながることもあります。それを防ぐための体の仕組みを次にお話しします。

酸塩基平衡のための緩衝系

生物は、血液pHの変化を少なくするために「緩衝系」という機能をもっています。先ほどの蒸発しやすい揮発性酸と蒸発しにくい不揮発性酸に対して、塩基とは重炭酸イオン（HCO_3^-）のことを指しますが、特に「炭酸—重炭酸緩衝系」が重要で、水素イオン濃度を一定に保つために働いています。例えば、皆さんが、酸を過剰に摂取しても、すぐに血液が酸性になってアシドーシスを起こすことはありません。これは同緩衝系があるからなのです。

代謝の後に排泄されるはずの水（H_2O）と二酸化炭素（CO_2）が体内で反応すると、H_2CO_3（炭酸）になります。そして、H_2CO_3は分解されると、HCO_3^-（炭酸水素イオン＝重炭酸イオン）とH^+（水素イオン）になります。

つまり、人間の体は、栄養素を代謝して水素イオンを産生しています。したがって**不要なものを体内にそのままにしておくと、血液がどんどん酸性になってしまう**のです。ですから、過剰な水素イオンをどこかから捨てなければならないのです。

そうです、それが腎臓の役割でしたね。過剰な水素イオンやアンモニア（NH_3）が尿細管へ、重炭酸イオンが血管腔へ再吸収されて再び細胞外液中で酸に対する緩衝作用を行うのです。

ところが、急激に大量の酸が体の中に入ると、腎臓だけでは間に合いません。そこで活躍するのが炭酸―重炭酸緩衝系です。炭酸―重炭酸緩衝系は、体の中に重炭酸イオンと水素イオンが発生すると、それをただちに水と二酸化炭素に分解して、体の外に排出します。それによって私たちは、アシドーシスを起こすことなく、pHを一定に保つことができるのです。

腎臓の3つの重要な働き

①尿として体の老廃物を排泄する
　　→水、電解質、窒素化合物など
②体の恒常性の維持
　　→血圧、体液量、酸塩基平衡など
③ホルモンの産生・活性化
　　→エリスロポエチン、ビタミンD、レニン
*腎臓病では、これらの働きが低下する(腎不全)
　　→ナトリウム・水の貯留、昇圧物質の増加、降圧物質の低下、浮腫など

大切な腎臓の機能

これまでの話を簡単にまとめると、腎臓の働きとは、

①血液をろ過して、老廃物を尿として排泄する
②血圧、体液量、酸塩基平衡など、体の恒常性を維持する
③ホルモンの産生や活性化

の3つです。腎臓がいかに重要な臓器であるかが、おわかりいただけたかと思います。

腎臓病では、腎臓の糸球体や尿細管がおかされることで、これらの働きが低下し、腎不全といわれる状態になります。

腎不全には、急激に腎臓の機能が低下する急性腎不全と、長い年月をかけてゆっくりと悪くなる慢性腎不全があります。

前者は、適切な治療を行って、腎臓の機能を悪化させた原因を除去することができれば、回復する可能性があります。

一方、後者は、病気の進行に伴って腎臓の機能が徐々に失われ、その失われた機能が回復する見込みは、ほとんどありません。しかし、早期発見、早期治療で重症化を防ぐことはできます。

腎臓病には様々な種類があり、それぞれの原因や症状も異なりますが、それについては2章でお話ししたいと思います。また3章で紹介する透析療法で、①と②は代償することができますが、③のホルモンの産生・活性化は代償できません。そのため透析患者さんではエリスロポエチンやビタミンDの補充が必要になります。移植では①から③のすべてが代償されます。

腎代替療法が開発される前の時代

さて、現在のように**腎代替療法が確立していない時代、腎不全は不治の病であり、死を待つしかない病気でした**。多くの人が、なす術《すべ》もなく命を落としていったのです。

興味深いことに、あの天才音楽家モーツァルトも、腎臓病を患っていたことがうかがえます。モーツァルトは１７９１年、35歳で亡くなっており、その死因については、宮廷音楽家サリエリによる毒殺が映画『アマデウス』（１９８４年）の中で描かれたりするなど、多くの説が考えられました。

しかしながら、モーツァルトが6歳のとき、モーツァルトの父が友人に宛てた手紙には、こう書かれているのです。

「息子の咽喉がやられて、熱を出したあと痛いというので診ると、足のすねにやや盛り上がった、銅貨ほどの大きさの赤く腫れ上がった発疹が、いくつかできていました。熱があったので、黒い散薬とマグラーフェン散（マグネシウム塩）を与えました」

このことから、モーツァルトは、溶血性レンサ球菌（溶連菌）という細菌に感染し、それが原因で扁桃腺炎を起こし、しばしば溶連菌感染とともに生じる結節性紅斑を患ったのではないかと推測されるのは、主治医より熱や発疹を伴う粟粒《ぞくりゅう》熱と診断されたことと符合します。そして、この溶連菌感染後によく起こるのが急性腎炎です。モーツァルトの場合、その急性腎炎が慢性化し、腎不全に至ったのではないでしょうか。

モーツァルトには、亡くなる2週間前から、強い全身のむくみ（浮腫）と脱力があったことも、また、亡くなる2時間前までは意識がありましたが、突然のけいれんとともに昏睡状態に陥ったことも、尿毒症の徴候として矛盾しません。こうしたことを鑑《かんが》みると、腎不全に合併する高血圧が原因で、脳出血をきたした可能性もあると考えられます。

比較的近い時代の日本では、明治天皇や森鴎外の腎臓病が知られています。

明治天皇は、１９０４年に糖尿病と診断され、１９０６年頃から糖尿病性腎症を発症しました。

糖尿病性腎症と診断されてからも、陛下はむくみや疲労感をおして公務を続けられていたそうですが、体調は悪化の一途をたどり、１９１２年7月に意識障害に陥り、東京帝国大学の青山胤通《たねみち》博士より嗜眠《しみん》・恍惚《こうこつ》の傾向と尿タンパクの増加がみられて尿毒症と診断されたことが官報号外にて国民に知らされ、まもなく心臓麻痺によってご崩御されたことが『明治天皇記』に記されています。

ご崩御の2週間ほど前には、枢密院会議に出席し、座ったままお眠りになったそうで、自身で「疲労に絶えず」と説明されたという話も伝えられています。

一方、明治期の日本を代表する文豪、森鴎外《おうがい》は、「萎縮腎（腎不全）」と結核という

2つの病気を抱えていたそうです。直接の死因がいずれかはわかりませんが、鴎外自身は、渡欧中の長男に「おれにも父の病気（萎縮腎）がでたようだ」という手紙を送っています。

1919年11月頃から、乏尿やむくみなどの自覚症状があったようですが、死の床にて診察した額田《ぬかだ》晉《すすむ》博士の話として、尿からは萎縮腎が相当に進行した所見が歴然であったこと、喀痰からは多数の結核菌が認められたことが子息の森於菟《おと》により記されています。自身が医師だったにもかかわらず医者嫌いで、積極的な医療は受けていなかったといいます。

そして、1922年7月、親族と親友の賀古鶴所《かこつるど》（医師・歌人）らが付き添う中、満60歳で死去しました。鴎外の父、末弟ともに萎縮腎で死亡していることから、鴎外の腎臓病発症は家族性の可能性もあると考えられています。

透析の歴史

死を覚悟するしかなかった腎不全も、代替療法の進歩で、いまや社会復帰さえ可能となりました。では、腎代替療法はどのように進歩してきたのでしょうか。以下で、簡単にみていくことにしましょう。

透析の原理が発見されたのは19世紀中頃の１８４６年、化学の分野で有名な「グレアムの法則」を発見した、スコットランドのトーマス・グレアムによるものです。彼は、特定の物質を透過する半透膜（透析膜）を発見し、この技術が医学に役立つのではないかと考えました。しかし、その推論が実証されるまでには、それから半世紀以上を待たなければなりませんでした。

英語で透析をあらわす「Dialysis（ダイアリシス）」は、彼がつくった言葉で、その語源はギリシャ語の「こちらから向こうまで通る」という意味の「dia」と、「分ける」という意味の「lysis」を合わせたものです。

その後、１９１３年にアメリカのアベルが、16本の中空糸を組み合わせた透析器を使用した動物にサリチル酸を投与して、拡散の原理で除去するという実験を通して透析の医学への応用が現実のものとなっていきます。

そして、１９４３年から１９４４年にかけて、オランダのコルフが人工腎臓を使って、14例の急性腎不全に対する臨床例を行い、１９４５年に世界初となる人工腎臓による救命に成功しました。

血液透析の歴史

透析技術が著しく進歩したのは、1950年に始まった朝鮮戦争がきっかけでした。米国が、前線で蔓延していたクラッシュ症候群（四肢の筋肉に長時間圧迫が加えられ、その圧迫から解放された後に起こる全身障害）に伴う急性腎不全の死亡率を下げるために、現在に通じる人工腎臓として腎臓の機能を代替する血液透析機器を開発したのです。

その結果、兵士の死亡率は40％以上も低下したといいます。この業績により、血液透析は世界的に注目されるようになり、透析装置の開発も本格化し、1955年頃から急性腎不全の治療に使われるようになっていきました。日本においては1954年、渋沢喜守雄《きしゅお》らが血液透析器を試作し、臨床に応用しました。

ただし、1960年頃まで行われていた透析療法は、一時的に尿毒症症状が改善すれば治る急性腎不全の患者さんに対してだけでした。その後、血液に何回もアクセスできる埋め込み型の外シャントの開発や、長時間の治療に耐えられる透析機器が開発され、慢性腎不全の治療が始まりました。

現在使用されている内シャントは１９６６年に開発され、「血液透析療法」の普及はさらに拡大していくことになりました。そして、さらなる進歩を遂げ、より安全性の高い現在の血液透析療法へと至っています。

腹膜透析の歴史

一方、腹膜透析を最初にヒトに用いた例は１９２３年、ドイツのガンターによるものです。彼は、ヒトへの臨床応用を行う前に、生理食塩水注入を用いて、尿管結紮《けっさつ》により尿毒症を誘発させたウサギとモルモットで、腹膜透析の効果をみる初の動物実験を行いました。その後、女性の急性腎不全患者に対して、世界初となる腹膜透析療法を行ったのです。腹膜透析液は、ヒトの体液の塩分濃度と同じ生理食塩水を使用したそうです。

当初の腹膜透析療法は、「間欠的腹膜透析療法（ＩＰＤ）」というもので、これは１９４０年代から１９７０年代にかけて、急性腎不全および慢性腎不全の治療法として用いられた、標準的な腹膜透析療法の形態でした。

現在、慢性腎不全の治療で用いられている「連続携行式腹膜透析（ＣＡＰＤ）」は、

１９８０年代に発表されたものです。

ＣＡＰＤの概念は、モンクリフとポポビッチによって、１９７６年に発表されました。当時のバッグはガラス容器でしたが、１９７８年に使い捨てのプラスチック製バッグが開発されたことにより、操作性・感染防止の面で改善がみられ、腹膜炎発症率が著しく低下しました。

その後、カテーテルや腹膜透析液の技術は飛躍的に進歩し、２０００年代に入ると、生体適合性に優れた腹膜透析液が登場してきました。それによって、臨床試験において生存率が改善していることが確認されています。しかし、腹膜透析液については、まだ改良すべき点があると考えます。

ちなみに健康保険の保険適用になった時期について、告示において確認できるのは、人工腎臓（＝血液透析）が１９７０年から、腹膜還流（＝腹膜透析）が１９８１年からです。さらに、人工透析療法が更生医療の対象となった時期は１９７２年であり、２００６年から自立支援医療として実施されています。また、高額療養費の支給は１９７３年からです。

現在の日本においては、透析は、誰でも受けられる治療法となりました。

「腎臓」のプロフィール

- 腎臓は、1つ150 gで左右に1つずつある
- 場所は、腰より少し上の背中側にある
- 腎臓は、電解質調節が必要な魚類以後に誕生し、陸上にあがる両生類以後進化した
- 腎臓は、ナトリウムなどの電解質や血液のpHを維持するためのセンサーである
- 腎臓は、血液（赤血球）をつくるエリスロポエチンの産生、ビタミンDの活性化など、ホルモンの産生・活性化を行っている
- 腎臓は、「ネフロン」という小構造体でできており、1つの腎臓に約100万個ある
- 腎臓は、血液をろ過して毎日150 Lの原尿をつくっている。150 Lの原尿は濃縮され、1.5 Lの尿として排泄される
- 原尿が生成される過程で、不要なものは濃縮され、必要なものは体内に再吸収される

腎移植の歴史

腎移植は、1930年代の旧ソ連や1950年代のアメリカにおいて、死体腎移植の臨床例がありますが、いずれも術後まもなく、腎機能は廃絶しています。

日本では、1910年に山内半作が、第11回日本外科学会で、腎移植について発表し、外科学雑誌に「余は7回、腎臓を移植せり……」と書いた記録が残っています。

生体腎移植の世界初の成功例は、1953年、アメリカの内科医メリル、形成外科医マレーらによる、双子間での腎移植です。わが国では1964年、東京大学の木本誠二が慢性腎不全患者さんへの生体腎移

植を初めて行い、成功しています。それよりだいぶ前の1956年に、新潟大学が生体腎移植を成功させていますが、これは一時的なもので、生着を目指した腎移植は東京大学が第1号ということになります。

　腎移植が健康保険の保険適用になった時期は1978年であり、1980年に更生医療の対象となり、2006年から自立支援医療として実施されています。また、腎移植に関して自身の生体腎を摘出した提供者（ドナー）に対する保険適用は1981年からです。

2章

腎臓の病気
あれこれ

腎臓病の分類

腎臓病は、大きくは「腎炎」、「ネフローゼ症候群」、「腎不全」の3つに分類され、腎臓の異常が発生する過程によって**原発性**（一次性）と**続発性**（二次性）に、また病気の発生と進展の速度によって**急性**と**慢性**に分けられます。

原発性の腎臓病とは、腎臓それ自体に異常が生じて発症するもので、代表的なものとしては、腎臓の部位に炎症が起こる腎炎が挙げられます。一方、続発性の腎臓病は、糖尿病性腎症、腎硬化症、痛風腎など、糖尿病や高血圧、痛風、膠原病といった腎臓以外の病気が原因で発症する腎臓病のことをいいます。

また、急性の腎臓病は、時間や日の単位で急速に腎機能が低下して起こり、尿がまったく出なくなるなど、症状も急激に現れますが、多くは治療によって改善し、回復が可能です。それに対して、慢性の腎臓病は、ゆっくりと静かに進行し、病態が末期近くになるまで自覚症状が出ないことがほとんどです。そのため、多くの場合は、腎不全へと進んでしまうことになります。

腎臓病の検査

腎臓病の検査方法には、尿検査、血液検査、画像診断、腎生検があり、最も簡便な検査として尿検査があり、血液検査と同時に行うことにより詳細な病態を推測することができます。さらに詳細な診断の際、画像診断と腎生検が行われます。

●尿検査

尿の中にタンパク質（尿タンパク）や血液（尿潜血）が漏れ出ていないかを検査します。尿タンパクや尿潜血で陽性（＋）がわかると、尿を遠心分離器にかけて、顕微鏡で調べる尿沈渣《ちんさ》を行います。

また、尿検査で尿タンパクを指摘されても、発熱や運動をした後など、そのときの状況や尿の濃度など、様々な要因で尿タンパクの程度は影響されるので、1回だけの検査では正確さに欠けます。そこで、1日（24時間）の尿を溜めて、正確に尿タンパク量を測る蓄尿検査を行うこともあります。この24時間蓄尿検査は、1日の尿タンパク量だけでなく、尿の成分を調べることで、1日に摂ったタンパク質の量や、塩分、カリウム、リンなどの量も知ることができます。

●血液検査

血液を採取して、血中尿素窒素（ＢＵＮ）、血清クレアチニン（Cr）、クレアチニンクリアランス（CrCl）の値を調べます。

血中尿素窒素は、血液中に含まれる窒素量を調べます。血中尿素窒素はタンパク質代謝の後にできる老廃物で、本来は腎臓の糸球体でろ過され、尿の中に排泄されますが、腎機能が低下すると、ろ過しきれずに血液中に溜まるため、血中尿素窒素値が上がり、30～40mg／dL以上では腎不全の可能性が高くなります。

ただし、血中尿素窒素は、タンパク質の過剰摂取や脱水、発熱などでも数値が上昇し、腎機能以外の影響を受けやすいとされています。基準値は、8～20mg／dLです。

血清クレアチニン値は、最も重要です。クレアチニンは筋肉に含まれているタンパク質の老廃物で、血中尿素窒素と同様に、本来は糸球体でろ過されますが、腎機能低下とともに尿中に排泄される量が減少し、血清クレアチニン値が高くなります。

ただし、ろ過機能の低下が始まる段階では、数値になかなか反映されません。糸球

推算糸球体ろ過量(eGFR)

●男性 eGFR(mL/分/1.73㎡)=194×[年齢]$^{-0.287}$×[Cr]$^{-1.094}$
●女性 eGFR(mL/分/1.73㎡)=男性 eGFR×0.739

Cr:クレアチニン

体ろ過量(GFR)が50%以下になると、急速に上昇します。基準値は、男性0・5〜1・1㎎/dL、女性0・4〜0・8㎎/dLです。

クレアチニンクリアランスは、糸球体でろ過される血液の量を調べる検査で、クレアチニンがどのくらい腎臓で排泄されているかをみる指標です。腎機能が低下すると、ろ過される量が減少するため、クレアチニンクリアランス値も下がります。正常値は年齢によって異なりますが、およそ90〜120mL/分です。ただし、慢性腎不全が進行すると、やや値が高めに出る傾向があり、その場合には不正確になります。

推算糸球体ろ過量(eGFR)は、蓄尿が必要なクレアチニンクリアランスよりも簡便に慢性腎臓病(CKD)を早期発見するために、血清クレアチニン値を年齢や性別で補正した数値で上の式が用いられています。

この式は難しいのですが、インターネットを利用すればクレアチニンの値、年齢、性別などを入力するだけで計算できます(例:日本腎臓病薬物療法学会〈https://jsnp.org/egfr/〉)。また、eGFRの早見表から換算できます。
ＧＦＲとＣＫＤについては後述します。

●画像診断

超音波検査や腹部ＣＴなどで、腎臓の形や大きさに異常がないか、腫瘍や結石などの合併症がないかなどを調べます。

●腎生検

正確な診断と、適切な治療法を決定するために、腎臓の組織の一部を採取して、顕微鏡で調べます。出血や感染症の危険性があるため、検査には入院が必要で、検査後は仰向けの状態で半日～１日の絶対安静が求められます。

では、ここで、「腎炎」、「ネフローゼ症候群」、「腎不全」について、説明していきたいと思います。

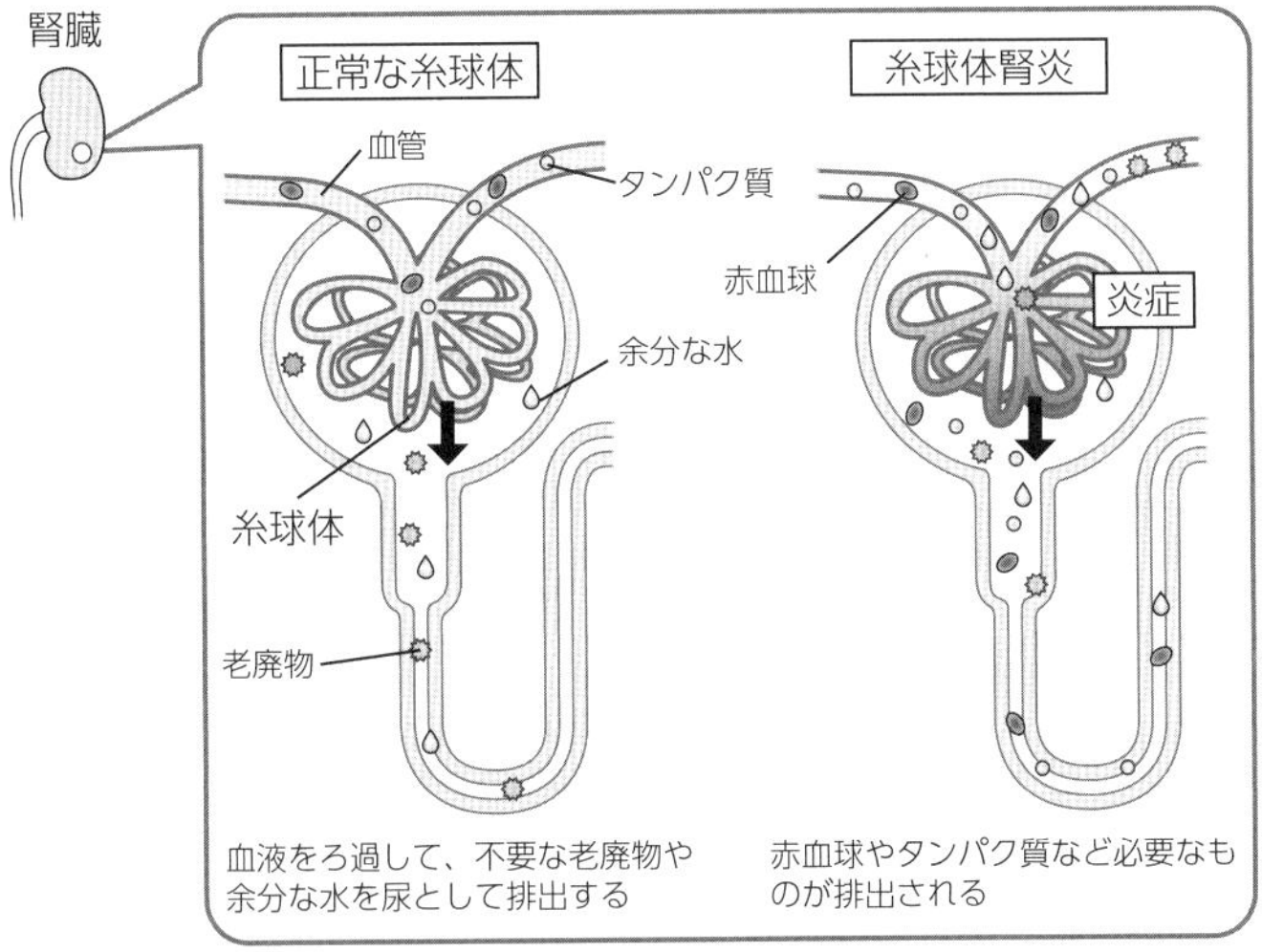

正常な糸球体と糸球体腎炎の糸球体

腎炎について

まずは腎炎です。

腎炎には障害される部位によって、「糸球体腎炎」や「尿細管間質性腎炎」など種類があり、中でも多いのが慢性の糸球体腎炎です。前章でお話ししたように、腎臓に送られた血液は、ネフロンの一部である糸球体を通過する間に、ろ過されます。糸球体は小さな穴が多数あいた微細な血管（毛細血管）でできた球状の組織で、例えていうなら、とても細かい網の目のザルや茶漉《こ》しやドリップコーヒーのフィルターのようなものです。

糸球体腎炎は、この糸球体がおかされる病気で、尿タンパクや尿潜血を特徴としています。つまり、ザルが壊れて、大きな穴があいてしまい、本来は通り抜けることのないもの——タンパク質や赤血球が、その穴から漏れ出ている状態です。肉眼でわかるほど大量の赤血球が混じる血尿と違い、尿中にわずかに赤血球が混じっているのを尿潜血といいます。

糸球体腎炎は、短期間に発症する急性糸球体腎炎と、ゆっくり発症して徐々に進行する慢性糸球体腎炎があり、前者は、4〜10歳くらいまでの子どもの罹患がほとんどで、他の腎臓病と違って、多くの場合、完治します。

ほとんどの場合、溶血性レンサ球菌（溶連菌）などの細菌による、扁桃や皮膚の感染症の合併症として発症し、扁桃や皮膚の炎症が治ってから1〜2週間後に、尿潜血やタンパク尿、むくみ（浮腫）、高血圧などが出現します。皮膚や扁桃に感染した溶連菌は除去されたはずなのに、どうして潜伏期を経て腎障害が発症するのでしょうか。

それは次ページの図のとおりに細胞性免疫により感作されたマクロファージやT細胞が糸球体に浸潤することと、液性免疫により溶連菌感染に対して生産された抗体が腎臓にて免疫複合体を形成して糸球体に病変が起こるからです。また、高血圧の影響

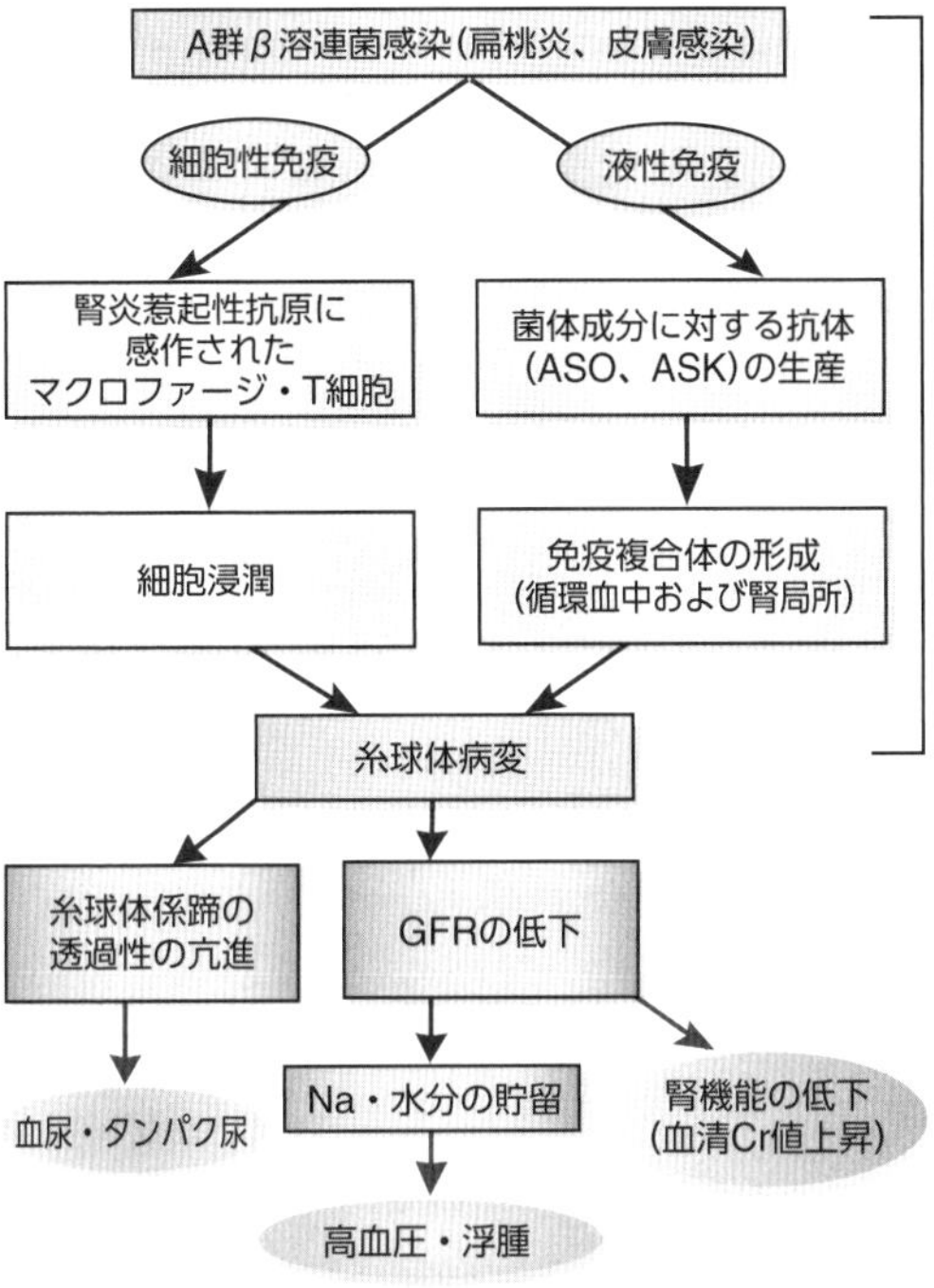

溶連菌感染後急性糸球体腎炎の成因と病態生理[1)]
GFR：糸球体ろ過量、Cr：クレアチニン

で、嘔吐などの症状が現れることもあります。重症の場合は、尿の量が少なくなって、むくみが強くなり、肺水腫が出現し呼吸困難になり、一時的に透析が必要になることもあります。

ちなみに、急性糸球体腎炎は感染以外の原因、例えば膜性増殖性糸球体腎炎、IgA腎症や、IgA関連血管炎、全身性エリテマトーデスなどによって起こることもあります。

また、急性糸球体腎炎の中には、異常な免疫反応に関係した病態によって発症したものがあり、そのほとんどが「急速進行性糸球体腎炎」に発展します。そして、この急速進行性糸球体腎炎は、数週間から数カ月で腎不全が進行し、大半の糸球体が破壊され末期腎不全に至ります。

慢性糸球体腎炎は、タンパク尿や尿潜血が1年以上続いているものをいい、腎臓病の中で最も多いことで知られています。

多くはIgA腎症、膜性増殖性糸球体腎炎など、急性糸球体腎炎の原因である病態から発生すると考えられており、遺伝性の病気である遺伝性腎炎が原因で、発症することもあります。また、時として、急性糸球体腎炎が治癒しないまま、慢性化する場

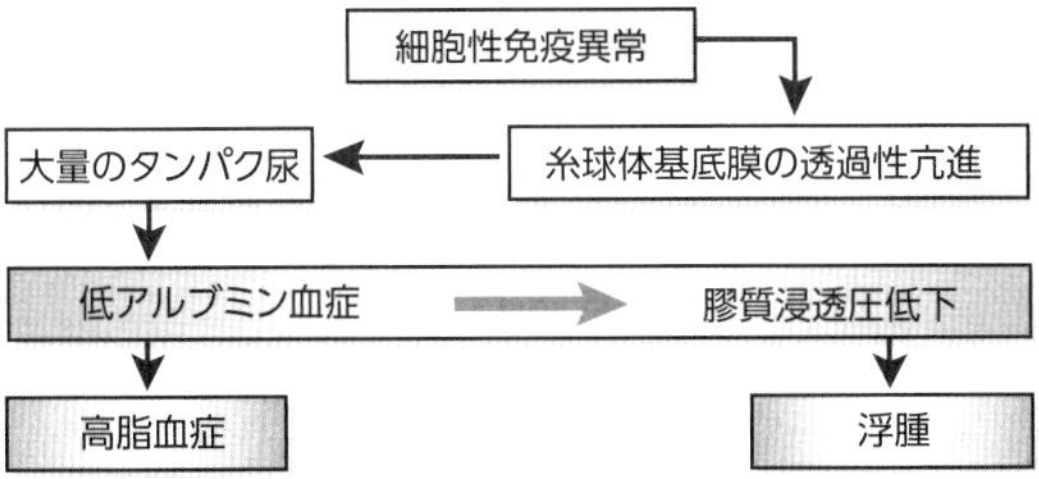

微小変化型ネフローゼ症候群における浮腫、高脂血症の発症機序[1)]

合もあります。

慢性糸球体腎炎では、尿潜血、タンパク尿、高血圧、めまい、肩こり、むくみ、頭痛、倦怠感などの症状が現れますが、初期にはごく軽い症状しか生じないため、ほとんどの人は病気に気づかないまま長期間が経過します。

ネフローゼ症候群について

ネフローゼ症候群は、尿中に過剰にタンパク質が流れ出る病態です。

ネフローゼ症候群の診断基準は、以下のとおりです。この診断基準を満たせば、原因にかかわらず、ネフローゼ症候群と診断されます。

【ネフローゼ症候群の診断基準（成人）】

1　タンパク尿。1日のタンパク尿は3・5g以上で持続する。
２　低タンパク血症。血清総タンパク量は６・０g／dL以下、低アルブミン血症とした場合は血清アルブミン量３・０g／dL以下。
３　高コレステロール血症。血清コレステロール値２５０mg／dL以上。
４　浮腫。
（注）①上記のタンパク尿、低タンパク（アルブミン）血症は本症候群診断のための必須条件である。
②高コレステロール血症、浮腫は本症候群のための必須条件ではない。
③尿沈渣中多数の卵円形脂肪体、重屈折脂肪体の検出は、本症候群の診断の参考となる。

（厚生労働省特定疾患ネフローゼ症候群調査研究班）

様々な腎臓の病気によって発症し、腎臓自体に病気が起こり発症する原発性（一次性）ネフローゼ症候群と、糖尿病性腎症、膠原病、アミロイドーシスなどの全身の病気の随伴症状として起きる続発性（二次性）ネフローゼ症候群に分けられます。

そして、このネフローゼ症候群の原因疾患の1つが、慢性糸球体腎炎です。慢性糸球体腎炎が進行し、さらに尿にたくさんのタンパク質が出てしまうため、血液中のタンパク質が減少し（低タンパク血症）、顔や手足にむくみが生じます。

病気が進行すると、肺やお腹（胸水、腹水）、さらには心臓や陰嚢にも水が溜まります。なお、低タンパク血症では、肝臓でアルブミンの合成とともに、コレステロールを全身に運ぶ低比重リポタンパク（ＬＤＬ）と超低比重リポタンパク（ＶＬＤＬ）の生成が増加する一方で、血管内のコレステロールを肝臓に運ぶ高比重リポタンパク（ＨＤＬ）が尿中に漏れ出て減少することから、血液中のコレステロールが増え、その他、腎不全や、肺梗塞、心筋梗塞、脳梗塞などの血栓症、感染症などを合併するリスクがあります。

慢性腎不全について

腎不全は、腎臓の機能が低下して、正常に働かなくなった状態です。すなわち、前にもお話ししたとおり、①尿として体の老廃物を排泄する、②体の恒常性の維持、③ホルモンの産生、活性化、という腎臓の３つの働きができなくなってしまう病気です。

急性腎不全と慢性腎不全の2種類があり、前者は脱水やショック状態、薬剤などが重要な原因で、1日以内から数週間のうちに、腎機能が急激に低下します。しかし、適切な治療を行うことによって、回復する可能性があります。

他方、慢性腎不全は、数カ月から数十年かけて、腎機能が徐々に低下します。「慢性腎臓病（ＣＫＤ）」が進行すると慢性腎不全になり、腎機能の回復は見込めません。また、高度な腎機能低下では、多くが末期腎不全へと進行し、透析や腎移植の必要ができます。

慢性腎臓病について

さて、近年、慢性腎臓病（ＣＫＤ）という、新しい病気の概念が注目されています。ＣＫＤの疾患概念は慢性に経過する腎臓病や腎臓の障害を、慢性糸球体腎炎、糖尿病性腎症、慢性腎不全などの従来の疾患分類とは別に、腎障害の存在と糸球体ろ過量（ＧＦＲ）に基づいて、末期腎不全や心血管疾患のリスクとして包括的に捉えようとしたものです。現在、日本国内に約１３００万人の患者さんがいるとされ、新たな国民病といわれています。

eGFR 値	G1 ≧90	G2 60～89	G3a 45～59	G3b 30～44	G4 15～29	G5 ＜15
腎臓の働きの程度	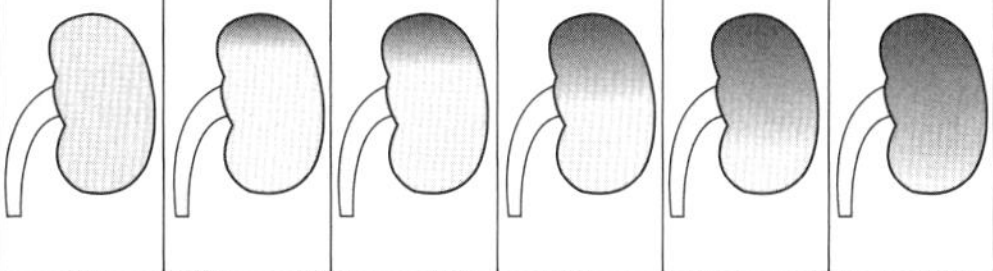					
	正常または高値	正常または軽度低下	軽度～中等度低下	中等度～高度低下	高度低下	末期腎不全

eGFR と腎臓の働き

ＣＫＤのステージ（重症度）が進み慢性腎不全から末期腎不全に進行して透析や移植が必要とならないように、早期に診断することは重要です。それはＣＫＤは末期腎不全のリスクであるとともに心血管障害のリスクでもあることから、病気の早いうちに治療を開始することが必須だからです。

ＣＫＤは、以下のいずれか、または両方が３カ月以上続いたときに診断されます。

1　腎障害がある。

●タンパク尿や血尿がある。

●画像診断や血液検査、病理所見で、腎障害が明らかである状態。

2　腎機能が低下している。

●血清クレアチニン値をもとに推算した糸球体ろ過

CKDのステージ（重症度）[2)]

<table>
<tr><th colspan="2">糖尿病</th><th colspan="2">タンパク尿区分</th><th>A1</th><th>A2</th><th>A3</th></tr>
<tr><td colspan="2" rowspan="2">糖尿病</td><td colspan="2">尿アルブミン定量
（mg/日）</td><td>正常</td><td>微量アルブミン尿</td><td>顕性アルブミン尿</td></tr>
<tr><td colspan="2">尿アルブミン/Cr比
（mg/gCr）</td><td>30未満</td><td>30〜299</td><td>300以上</td></tr>
<tr><td colspan="2" rowspan="2">高血圧
腎炎
多発性嚢胞腎
移植腎
不明
その他</td><td colspan="2">尿タンパク定量
（g/日）</td><td>正常</td><td>軽度
タンパク尿</td><td>高度
タンパク尿</td></tr>
<tr><td colspan="2">尿タンパク/Cr比
（g/gCr）</td><td>0.15未満</td><td>0.15〜0.49</td><td>0.50以上</td></tr>
<tr><td rowspan="6">GFR区分
（mL/分/
1.73 m²）</td><td>G1</td><td>正常または
高値</td><td>≧90</td><td></td><td></td><td></td></tr>
<tr><td>G2</td><td>正常または
軽度低下</td><td>60〜89</td><td></td><td></td><td></td></tr>
<tr><td>G3a</td><td>軽度〜
中等度低下</td><td>45〜59</td><td></td><td></td><td></td></tr>
<tr><td>G3b</td><td>中等度〜
高度低下</td><td>30〜44</td><td></td><td></td><td></td></tr>
<tr><td>G4</td><td>高度低下</td><td>15〜29</td><td></td><td></td><td></td></tr>
<tr><td>G5</td><td>末期腎不全</td><td>＜15</td><td></td><td></td><td></td></tr>
</table>

重症度は原疾患・GFR区分・タンパク尿区分を合わせたステージにより評価する。CKDの重症度は死亡、末期腎不全、心血管死亡発症のリスクを　のステージを基準に、　、　、　の順にステージが上昇するほどリスクは上昇する。GFRは一般的にはeGFRを代用する

量（eGFR）が60mL／分／1・73㎡。
（日本腎臓学会『CKD診療ガイド2012』）

GFRは腎臓の力の指標で、糸球体が1分間にどれくらいの血液をろ過して尿をつくれるかを示す値です。一般的には前述したクレアチニン、年齢、性別などにより計算できるeGFRを用います。

健康な人では、eGFRは100mL／分／1・73㎡前後ですが、タンパク尿などの腎障害がなくても、60mL／分／1・73㎡未満が続いていれば、CKDと診断され、eGFRが低下するとCKDのステージが進み、eGFRが15mL／分／1・73㎡未満（ステージ5）は末期腎不全の状態で、透析治療や腎移植を検討しなければなりません。

しかし、eGFRが90mL／分／1・73㎡以上（ステージ1）であっても、高血圧や糖尿病、脂質異常症、肥満、喫煙習慣、過度のストレス状態など、CKDになりやすい危険因子をもっている人は高リスク群であり、注意が必要です。一方で、CKDの重症度は、eGFR、原因となった疾患（原疾患）、タンパク尿（可能であればアルブミン尿）の有無から総合的に判断します。

ＣＫＤの初期には、自覚症状はほとんどありませんが、進行するにつれて、老廃物が溜まることによる症状（尿毒症）が出てきます。

●夜間の尿が増える。
●貧血。
●だるさ。
●むくみ。
●息切れ。
●吐き気。
●食欲不振。

などの症状が現れはじめます。

そして、こうした症状が出たときは、すでにＣＫＤが相当進行している状態で、「末期腎不全にまっしぐら」ということになります。

つまり、体調の変化に気をつけているだけでは、**ＣＫＤの早期発見は難しい**のです。

したがって、定期的に健康診断を受けて、尿検査や血液検査などを行うことが重要となります。ステージ1、2の段階で発見し、きちんと治療を行えば、回復の余地は十分あるのです。

また、ステージ3は、腎機能が健康時に比べて半分近く低下している段階で、腎臓専門医による本格的な治療が必要になってきます。透析が必要な末期腎不全に至らないためには、ここで治療を徹底し、進行を食い止めることが大切です。

CKDの進展

慢性腎臓病（CKD）は、ステージが進むにつれて、進行のスピードが速くなります。それは、腎臓の負荷が加速度的に大きくなるからです。

例えば、末期腎不全で糸球体ろ過量（GFR）10mL／分／1・73㎡の状態とは、健康な人が100台のポンプで水を汲み上げているとしたら、そのポンプが10台になってしまった状態なのです。すると、それぞれのポンプには、10倍の負担がかかることになります。それに伴ってポンプの消耗も早くなり、ついには壊れてしまうということが起こります。腎臓もこれと同じで、悪化が進むほど、壊れ方が激しくなるのです。

したがって、早期発見、早期治療が重要なのです。

ちなみに、住民検診などではeGFRが用いられていますが、前述したようにこれは

「推算GFR」のことです。GFRの実測は、煩雑な手技が必要なため、一部の限られた症例での精密検査として取り扱われ、一般の検査ではこのeGFRが使われています。

CKDの治療

慢性腎臓病（CKD）のそれぞれのステージでの治療は、次のようなものです。

●ステージ1、2

ステージ1は「腎臓に障害はあるが、働きは正常」、ステージ2は「軽度の機能低下」で、腎臓はほぼ健康に近い状態です。治療は、危険因子（高血圧、糖尿病、脂質異常症、肥満、喫煙習慣、過度のストレスなど）を減らす健康管理が基本で、塩分制限、タンパク質制限の食事療法が必要です。

●ステージ3

前述したように、この段階は腎臓専門医の治療が必要となります。治療の柱は、原因疾患の治療、食事療法を含む生活習慣の改善、薬物療法の3つ。食事療法はステージ1、2の塩分、タンパク質に加え、カリウム、リンの制限が必要となります。タンパク尿のある患者ではより厳しいタンパク質制限が必要になります。

●ステージ4

腎機能を回復させることができないと考えられる段階です。現状を維持し、透析の開始を遅らせることが、治療の目的となります。より厳しい食事療法、生活習慣の改善、薬物療法を行います。

●ステージ5

末期腎不全の状態に陥り、透析療法や腎移植が必要となります。

透析療法は、①老廃物の除去、②水分（体液量）の調節、③電解質のバランス調節、④血液の弱アルカリ性の保持、薬物療法は、⑤造血刺激ホルモン（エリスロポエチン）の分泌、⑥ビタミンDの活性化、⑦血圧の調節、⑧不要になったホルモンの不活化のために行います。

尿毒症の病態

さて、慢性腎臓病（ＣＫＤ）が進行して腎不全に至ると、体内の老廃物や余分な水を排泄できなくなり、**尿毒症**と呼ばれる症状が出てきます。

初めは疲れやすい、体がだるいなどの症状が現れ、さらに体のむくみや咳、息苦しさ、胸に水が溜まる尿毒症性肺などの症状も出現し、食欲低下、吐き気、睡眠障害、知覚異常、けいれんなど、消化器症状や神経精神症状がみられることもあります。

例えば、腎機能が低下すると、赤血球をつくる働きを促進するホルモンであるエリスロポエチンの分泌も減ってしまいますから、血液の中の赤血球が足りなくなって貧血(腎性貧血)を起こします。疲れやすいなどの症状は、この貧血も一因だといえます。

赤血球は、体の隅々まで酸素を運ぶ役割を担っていますが、貧血状態では「全身の酸素不足」が起こります。すると、これをカバーするために、常に心臓にも負担がかかることになり、心血管系の障害を招きます。

さらに、腎不全による電解質異常で、カリウムの血中濃度が異常に高くなると、不整脈が現れ、心肺停止の危険性すら生じます。

尿毒症一覧

- 中枢神経障害
  - 頭痛
  - 傾眠
  - 睡眠障害
  - 意識障害
  - 昏迷
  - 昏睡
- 内分泌異常
  - 二次性副甲状腺機能亢進症
  - 甲状腺腫
- 心血管系障害
  - 高血圧
  - 不整脈
  - 心不全
  - 心外膜炎
  - 肺炎
- 消化器系障害
  - 食欲不振
  - 吐き気
  - 下痢
  - 便秘
  - 膵炎
- 泌尿生殖器系障害
  - 乏尿
  - インポテンツ
  - 月経異常
- 骨・関節障害、皮膚障害
  - 腎性骨症
  - かゆみ
  - 汗腺萎縮
  - 皮疹
- 末梢神経障害
  - しびれ感
- 貧血
- 高窒素血症
- 電解質異常
  - 低ナトリウム血症
  - 高カリウム血症
  - 低カルシウム血症
  - 高リン血症
  - 高マグネシウム血症
- 酸塩基異常
  - 代謝性アシドーシス
- 免疫異常
  - 易感染症
- 糖代謝異常、脂質代謝異常

同様に電解質異常で、血液中のリン濃度が上がる高リン血症になると、その影響でパラトルモンが過剰に分泌されます。それによって、骨のカルシウムが血液中へと溶け出し、骨がもろくなって骨折しやすくなります。

また、蓄積された過剰なリンと、骨から流出してきたカルシウムが結合してしまって、血管の中膜に沈着して血管が硬くなります。これを血管の石灰化といい、血管の内膜にアテロームといって粥状の物質が沈着して血管の内腔が狭くなる動脈硬化と合わせて血管の劣化を招き、心不全や心筋梗塞、下肢末梢動脈疾患、ひいては下肢切断など、様々な病気を引き起こす原因となります。

したがって腎不全の治療では、貧血の是正、さらにカリウム、リン、カルシウムなどの電解質の管理が重要になります。

3章

腎代替療法のこと

わが国の透析の現状

秋野　わが国の透析人口は、この30年間増加し続けていると伺いましたが、現在ではどのくらいの患者さんがいらっしゃるのですか。

中元　日本透析医学会の統計調査資料によると、２０１６年12月末時点で32万９６０９人、人口１００万人当たり約２５９７人の方が透析を受けていることになります。**透析を始める原因の1位は糖尿病性腎症、2位が慢性糸球体腎炎で、3位が腎硬化症**です。以前は慢性糸球体腎炎がトップでしたが、１９９８年からはずっと糖尿病が原疾患の１位になっています。

秋野　治療コストも膨大ですね。透析にかかる医療費の総額が１兆５０００億円との見出しが強調されています。

中元　そうです。ですから、透析療法は命を救うためになくてはならない治療法ですが、そうした観点も含めて、私はやはり**慢性腎臓病（CKD）の早期発見、早期治療が、重要**だと考えています。

ＣＫＤは、ステージ１、２、３ではほとんど症状がありませんから、皆さん、気づかなかったり、あるいは「たいしたことはない」と放置してしまうのですね。それでステージ4、5になって、あわてて食事制限をしたり、血圧コントロールをするわけですが、そのときにはもう回復不能な状態です。とにかく早い段階で治療を開始することと、特にステージ3の段階では、専門医に診てもらうことが大事です。そうすれば腎不全が悪化するペースは遅くなり、透析をする危険性も低下します。

また透析療法の普及によって多くの患者さんが社会復帰され、社会の第一線で活躍されている方もたくさんいます。透析患者さんがよりよい状態を維持できるように努めていくことも重要です。

腎代替療法の説明の必要性

秋野　腎不全に至らないよう重症化予防に努めることが重要であり、さらに透析療法を受けるようになった後の重症化予防も重要です。医療者にとって、質の高い医療の提供と患者さんのＱＯＬ（生活の質）の向上を両立させるために必要なことは何でしょう。

中元　それにはまず、インフォームドコンセント（説明と同意）ですね。腎不全の治

療法（腎代替療法）の選択として、「血液透析」、「腹膜透析」、「腎移植」の3つがありますが、患者さんの状況に応じてそれぞれ長所があります。

しかし、なぜか日本では、圧倒的に血液透析を受ける患者さんが多い。これは医師が、**それぞれの治療法について、これまできちんと説明していなかった**ことが、一番大きな原因だと思います。

今回、秋野さんのご尽力で、**透析導入時には、血液透析、腹膜透析と腎移植について説明を行うことで、また、それらの実績に応じて維持透析においても診療報酬に点数が加算される**ようになりました。これで、だいぶ状況は変わると思います。

秋野　腎臓病協議会の会合などでこのことを報告すると、患者さんの中には、腹膜透析や腎移植についての説明を聞かなかったとのお声も伺いました。もしほかにも選択肢があることを知っていたら、どの療法を選択したか結果が替わっていたかもしれないことを考えると、中元理事長の音頭で行われた関係7学会の理事長の合意に基づく今回の改定は、画期的なことだと捉えています。

中元　２００８年のデータですが、透析患者さんの腎不全の３つの治療法の認知度は、血液透析はほぼ全員が認知しているにもかかわらず、腹膜透析は約6割、腎移植は約7割。つまり、腹膜透析に関しては、治療に入ってからも、知らない人が4割もいたのです。

秋野　これでは、日本の透析医療が、血液透析偏重にならざるをえません。

中元　おっしゃるとおりです。日本の透析のバランスの悪さは「ガラパゴス」といわれていますからね。ただ、日本は血液透析の技術が非常に進んでいますし、チーム医療で管理もしっかりされていますから、予後も非常にいいです。そういう意味では、こっちがよくて、あっちがだめ、という話ではないんですね。

秋野　大事なことは、**患者さんが十分な情報を受け取ったうえで、自分に適した治療法を適時適切に選ぶこと**だと思います。

中元　これから、それぞれの腎代替療法について詳細をお話ししていきますが、本書も参考になさって、医師やご家族と相談のうえ、ご自身のライフスタイルや体の状態に最も合った透析方法を選んでいただきたいですね。

血液透析の原理

秋野　では、血液透析治療や腹膜透析治療は、実際にどのように行われるのでしょうか。まずは血液透析（ＨＤ）から、お話を伺わせてください。

中元　血液透析は、血液を一度体の外に出して、ダイアライザー（透析器）という装置の中に通し、再び体の中に戻します。つまり、**ダイアライザーは外付けの人工腎臓で、ここで血液をろ過する**わけです。

秋野　ダイアライザーの中でどのように血液が浄化されるのでしょうか。

中元　ダイアライザーの中には、数万本の細いストロー状の管があり、腎臓の糸球体の役目を果たしています。すなわち、血液はその管の中を通ります。管の外側には、ナトリウムやカリウムなどの電解質を含む「透析液」が、血液とは反対方向に流れます。管の壁（透析膜）には、生体の細胞膜と同じように無数の小さな穴があいていて、血液と透析液の中の成分が出入りできるようになっています。

秋野　細いストロー状の管を通る血液が管外の透析液と混じるのでしょうか。

中元　ご説明しましょう。**ダイアライザーの中では、「拡散」と「限外ろ過」が行われる**のですが、その２つが血液透析の原理です。半透膜（透析膜）を利用した拡散と限外ろ過です。

秋野　それでは拡散からご説明をお願いします。

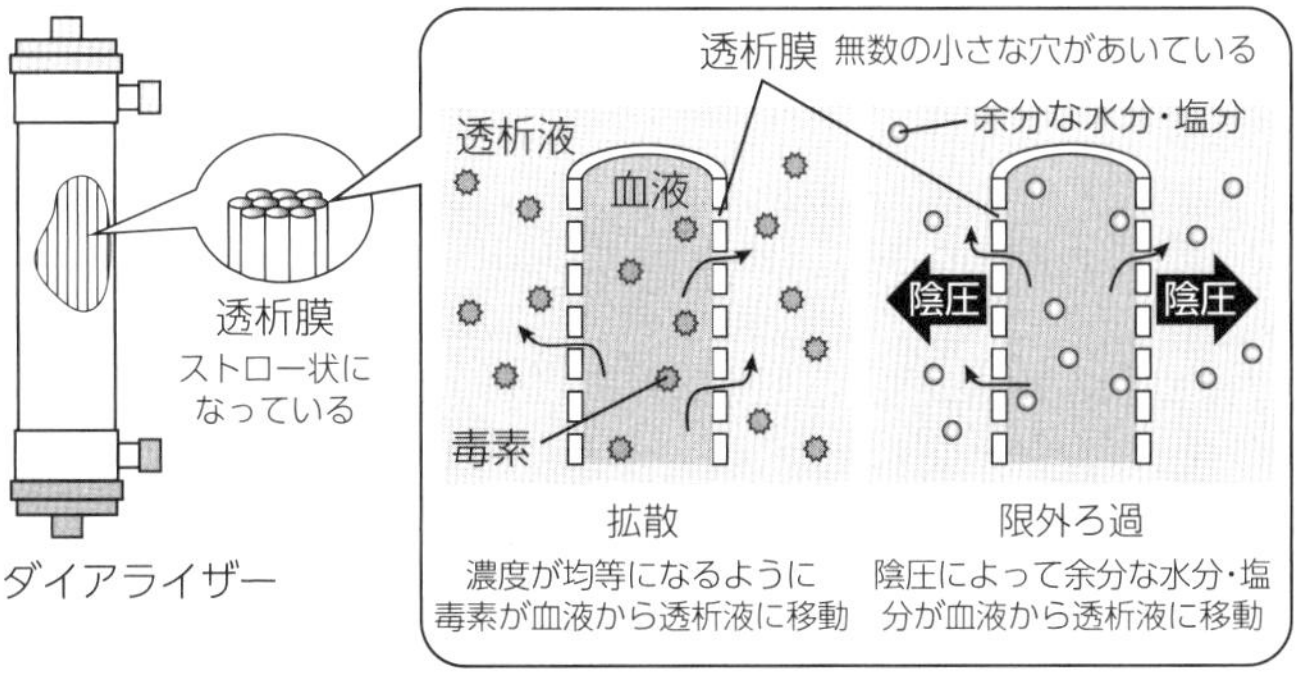

透析における拡散と限外ろ過の機序

中元　**拡散とは、物質が液体の中を均等に散らばっていこうとする現象**です。紅茶や緑茶のティーバックから、色素が広がっていく現象と同じです。老廃物や水分、電解質、酸は、血液中に溶けて、常に体内に流れていますから、透析膜を間に挟んで、その一方に血液を、反対側に透析液をもってくると、老廃物、不要な電解質、酸は、透析膜を通じて濃度の高いところから低いところへ移動（拡散）し、水分は血液と透析液の濃度が同じになるよう、濃度の低いところから高いところへ逆に移動（浸透）します。**この現象を応用して、いらないものを血液中から透析液中に排泄し、必要なものを透析液から血液中に補う**わけです。

秋野　つまり、必要な溶質が透析液から血液中に入り、血液中の老廃物は、透析膜の表面にある小さな穴を通って透析液の方に拡散していくことで除去できる。血液中から取り除かれた老廃物は、透析液によって運ばれていく、ということですね。血球なども拡散していくのでしょうか。

中元　血球は透析膜の小さな穴を通れないようになっています。

秋野　老廃物が多いと、水分が透析液から血液に移行して老廃物を薄めようとする、すなわち、血液の水分量を増加させようとすることにはならないのでしょうか。

中元　いい質問です。ですから限外ろ過が必要となりますが、これは後でお話ししましょう。

血液透析液の組成

秋野　そこで透析液の組成が重要となってきますが、どのような組成になっていますか。

中元　血液透析に使用する透析液は、濃い透析液をきれいな水で溶解・希釈して使用します。成分は主に、ナトリウム、カリウム、カルシウム、マグネシウム、クロール、重炭酸（炭酸水素）または酢酸、ブドウ糖です。

腎不全では、血液中のカリウム、マグネシウム、リン濃度が高くなり、カルシウム、炭酸水素濃度が低くなっていますから、通常、透析液は、血液よりカリウム、マグネシウム濃度を低くし、リンは入れないことでこれらを血液から取り除き、カルシウムと重炭酸濃度を高くすることで、血液に補給しているわけです。

ただし、カルシウム濃度に関しては、患者さんが服用している薬剤により、血液中で異常高値を示すことがありますので、その場合は、カルシウム濃度の低い透析液を使用することがあります。また近年、**血管の石灰化**が問題となり、透析液のカルシウム濃度は以前より低めに設定されています。

秋野　1回の透析で、どのくらいの透析液が必要ですか。

中元　透析液は90～150Lですね。それで40～70Lの血液が処理されることになります。

秋野　血液と透析液の浸透圧はどちらが高いのでしょうか。

中元　透析液のほうが高くなります。

秋野　それでは老廃物だけでなく水分も血液から透析液に移動していくのではないかという疑問をもちつつ、そろそろ、限外ろ過についてお伺いして、老廃物が取り除かれる仕組みについてもう少しお聞きしたいと思います。まず、透析膜の小さな穴よりも大きい老廃物はあるのでしょうか。
中元　大体、血球や必要なタンパク質が留まり、**水や老廃物だけが出ていく大きさになっている**と理解していただければいいとは思います。
秋野　透析膜はよくできていますね。
中元　とはいっても、確かに拡散だけでは血管内に残ってしまいやすい大きい老廃物もあります。後からお話ししますが、例えば透析アミロイド症といって、アミロイドというタンパク質が体内に蓄積する合併症があります。β_2-マイクログロブリンというタンパク質がアミロイドに変性して沈着するのですが、このβ_2-マイクログロブリンなどは大きな老廃物です。
秋野　大きな老廃物が患者さんの体に与える影響については後でお伺いします。必要な水分などが血管内に留まり、老廃物が透析液に拡散していく仕組みをどう考えればいいでしょうか。
中元　そこで限外ろ過が必要となります。
秋野　圧力を加えたろ過方法ですね。

中元　はい。血液ポンプだけでは、血液中の老廃物や水を透析液側へ移動させることは困難です。拡散という物理現象だけでは、先ほど秋野さんが指摘したとおり、水分は逆に透析液から血液中に入ってきてしまいますので、ダイアライザー内で、血液側（膜の内側）に陽圧をかけるか、透析液側（膜の外側）に陰圧をかけて、水分や余分な塩分を透析液側に移行させるようバランスをとります。

秋野　**拡散にて不純物を透析液に移動させて、限外ろ過で水分の移動を妨げているの**ですね。

中元　そうです。

秋野　圧力だけで必要なタンパク質と不純物を選り分けることは困難なようにも思われるのですが。

中元　そうです。限外ろ過には半透膜が利用されています。アセチルセルロース、ニトロセルロース、塩化ビニルなどの材質を活かして、大きさだけで選別する物理的なろ過というよりも、溶質分子量の大きさに対する「分子ふるい」効果に基づいて必要なものを選別する仕組みとなっています。

近年、**β_2-マイクログロブリンのようなタンパク質も除去できる高性能の膜**が開発さ

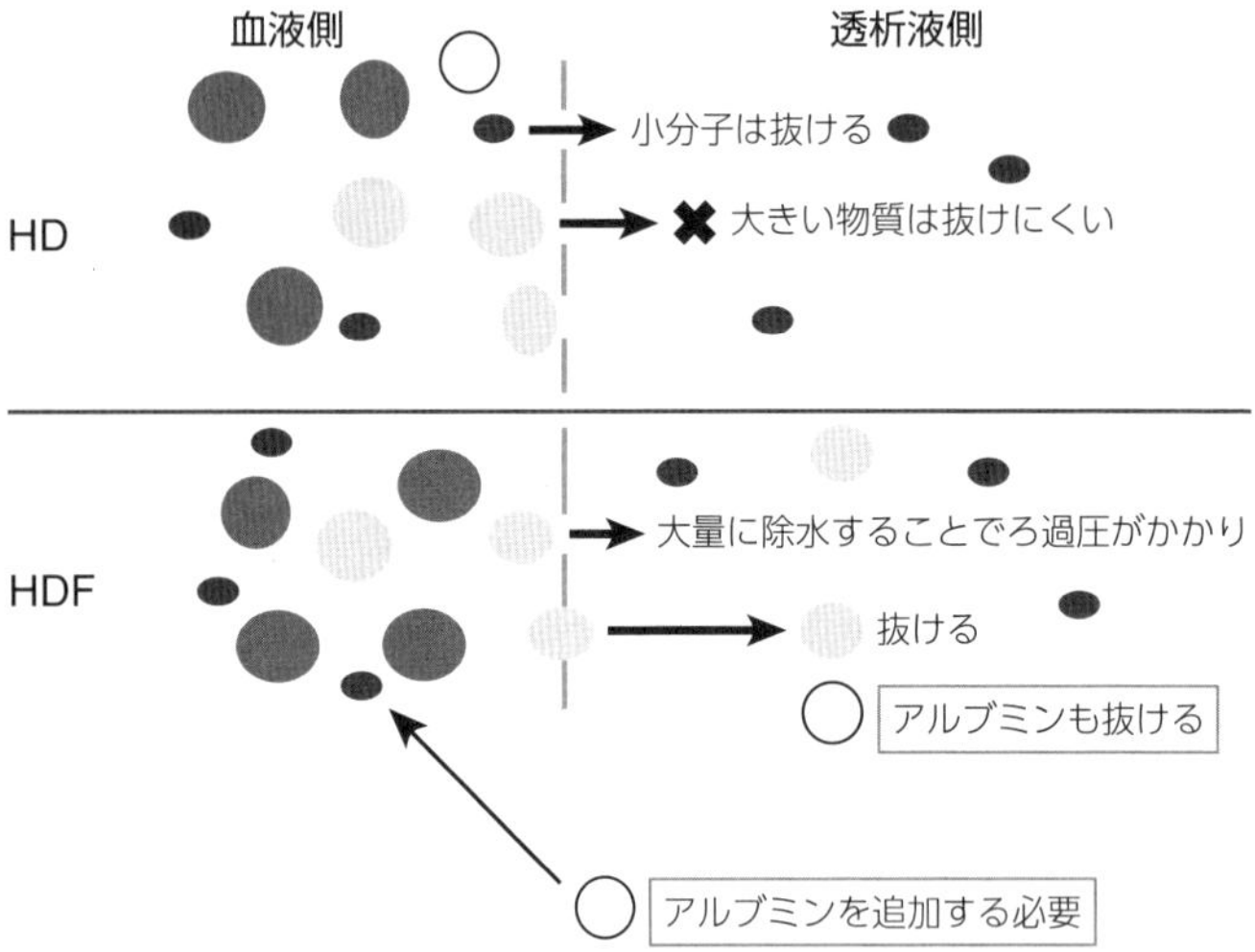

HDとHDFはどう違うのか
HD：血液透析、HDF：血液透析ろ過（hemodiafiltration）

れました。これはハイパフォーマンスメンブレン（HPM）と呼ばれて、広く使われています。HPMと限外ろ過を組み合わせることで、より効率よくβ_2-マイクログロブリンを除去することができます。

秋野　血液透析に**「拡散」という仕組みと「限外ろ過」という仕組みが組み合わされている**ことが理解できました。

中元　秋野さんが気にしているとおり、大きな老廃物はどうしても除去しにくいのは事実です。そこで「血液透析ろ過」という方法もあります。

秋野　hemodiafiltrationといって、

ＨＤＦと略されたかたちで聞いたことがある方もいらっしゃるでしょう。

中元　拡散と限外ろ過に加えて、体液の一部を補充液に置き換えることにより、さらに強力なろ過を行おうとするものです。補充液の水質管理は重要です。

秋野　血液透析ろ過は平成24年度診療報酬改定にて診療上の評価がなされています。人工腎臓の質を高める取り組みについては後からお伺いします。

血液透析の実際

秋野　それでは、血液透析を導入するタイミングについてお伺いします。

中元　慢性腎臓病（ＣＫＤ）のステージ5となってくると様々な症状が出てきます。すなわち糸球体ろ過量（ＧＦＲ）が15mL／分／１・73㎡未満となった時点で保存的治療でも対処できなくなったなら、透析が必要となりますが、**症状がなくともＧＦＲが2mL／分／1・73㎡未満となる前には透析を開始**します。

秋野　血液透析では**手首に内シャントを造設**しますが、どのような目的がありますか。

中元　血液透析を行うには、１分間に２００mL以上の血液をダイアライザーに送り込む必要があります。これだけの血液量を確保するためには、血液流量の多い太い血管が必要です。そこで、腕の動脈と静脈を手術でつなぎ合わせることで、静脈の中に勢いのよい動脈血を流れ込むようにして、透析に必要な血液量を確保するのです。これが内シャントです。

内シャントをつくってから、実際に透析で使用できるようになるまでは、手術後2週間程度が必要なことから、手術は計画的に行われます。

秋野　手術は通常、どのくらいの時間がかかりますか。

中元　内シャントは、通常、局所麻酔で行い、1時間ほどで終了します。ただ、皮膚の表面を走行する静脈がなければ、人工血管を用いることになり、全身麻酔で2時間前後の手術になります。

また、内シャントには、狭窄（細くなる）、閉塞（つまる）、瘤の形成（血管のこぶ）、感染などの合併症があり、再手術が必要となる場合もあります。

秋野　**血液透析のメリット**はいかがでしょう。

中元　それは、**老廃物や余分な水を一定時間で除去できる**点にあります。また、透析効率、除水効率ともに良好で、後で出てくる腹膜透析と比べると、はるかに強力で、確実に老廃物などを排出することができます。

しかし、腎不全の状態にもよりますが、一般的には週3回透析を行う施設に通院し、**1回3~5時間かけて行われるため、社会生活に大きな影響を及ぼすというデメリットがあります。**

秋野　血液透析の質を上げる目的で、長時間透析、オーバーナイト透析、在宅血液透析といった方法も注目されてきているようですが、それぞれどのような特徴があるのですか。

中元　**長時間透析は、1回6時間以上、週3回を基本とした、週18時間以上の血液透析を行う方法**です。週3回、1回3~5時間という標準的な血液透析と比べて、緩やかに、より多くの老廃物や余分な水分を取り除くことができるため、高血圧や心機能低下、貧血などの合併症の減少や、食欲の増進、栄養状態の改善などが期待できます。よって、血圧の正常化による降圧剤の減量または中止、ヘモグロビン上昇による造血ホルモン剤の減量、血清リン値の低下によるリン吸着薬の減量といった薬剤投与量の減量が可能であることなどが報告されています。

ただし、この方法は、治療による患者さんの拘束時間がさらに長時間化することや、実施可能な施設が限定されることが、デメリットとして挙げられます。

秋野　オーバーナイト透析、すなわち夜間の透析についてはいかがでしょう。

中元　**オーバーナイト透析は、夜間の睡眠時間を利用して、8時間程度の血液透析を行う方法**です。会社にお勤めの患者さんにとっては、従来の血液透析ではフルタイムで働くことは難しいことでしたが、オーバーナイト透析では、日中の活動に支障をきたすことなく、治療を受けることができます。長時間透析のメリットが最も期待できる透析法といえるでしょう。しかし、オーバーナイト透析が実施可能な施設は、現時点ではまだ限られています。平成30年度診療報酬改定にて夜間および長時間の透析に対する評価が充実しましたので拡大していくことを期待します。

秋野　**在宅血液透析は、自宅に透析機器を設置して、医師の管理のもと、患者さん自身が血液透析を行う方法**ですね。

中元　患者さんの生活スケジュールに合わせて、好きな時間に透析を行うことができますね。回数も自由に決められますし、頻回透析や隔日透析、長時間透析、オーバーナイト透析など、限られた施設でしか実施されていない透析方法を行うことも可能です。

秋野　通院透析に比べてＱＯＬ（生活の質）が高く、社会復帰をするうえでもいい治療法だといえましょうか。

中元　そうですね。十分な透析量が確保できるため、飲水や食事の制限が緩和されたり、オーバーナイト透析と同様に、貧血、高血圧、血清リン値などが改善され、薬剤投与の減量が可能だったり、透析不足による合併症のリスクが減り、生命予後がよいなどの長所があります。

秋野　ただ、透析前に行う機器の準備や、自己穿刺《せんし》（針をさす）、返血（血液を体にもどす）、後片付けまでの一連の作業を行うのは大変ではないでしょうか。患者さんご自身だけでなく、介護を必要とする方にとってはご家族などの介助者も、透析の知識や技術の習得が必要になりますね。

中元　日本で、**在宅血液透析を行っている患者さんは、全透析患者さんの０・２％**です。やはり、ご本人できちんと自己管理ができて、介護者の協力が得られないと難しいかもしれませんね。

それに、自宅における治療スペースの確保が必要ですし、透析機器の設置にかかわる準備費用や、在宅血液透析開始後の水道代や光熱費は、患者さんの自己負担となりますから、金銭的な負担も大きいです。

腹膜透析の歴史

1968年	テンコフらが腹膜カテーテルを発表
1976年	モンクリフとポポビッチがCAPDを報告
1980年	日本で腹膜透析が開始される
1981年	腹膜透析の保険適用が認可
2000年	中性透析液が認可
2003年	イコデキストリンが認可
2014年	中性イコデキストリンが認可。重層透析液が認可

腹膜透析の導入が遅れた理由

秋野　次に、腹膜透析（ＰＤ）についてお伺いします。

中元　日本において、腹膜透析が開始されたのは１９８０年ですが、１９８１年に保険の適用が認められ広く行われるようになり、１９９０年代には９０００人を超えました。しかし１９９０年代以後は、腹膜透析の導入は頭打ち状態です。日本の血液透析と腹膜透析の割合をみると、２０１６年12月末の時点で腹膜透析はわずか９０２１人（２・７％）です。

秋野　腹膜透析の推進が進まなかった理由について改めてお伺いします。

中元　１つは、前にもお話ししましたように、これまで**腹膜透析に関する、きちんとした情報が提供されていなかった**ことが挙げられます。

また、**腹膜透析の専門家（医師、看護師）が少ないことや、長**

期間の継続が困難なこと、合併症である**被嚢性腹膜硬化症（ＥＰＳ）の危険性**、**医師側の収益性の問題**などがあります。さらに、日本では、血液透析の成績が良好で、どこでも良好な血液透析を受けることが可能ですから、患者さんも「それでよし」としている節もあります。

秋野　確かに、日本の血液透析は医療の進歩と社会保障制度に支えられて、世界一の予後を誇っていますから、生命を守る観点だけでは患者さんやそのご家族も、「血液透析で十分」と考えられているのかもしれませんね。

中元　しかし、患者さんには**「知る権利」と「選ぶ権利」**があります。末期腎不全の患者さんに、腎代替療法の情報提供を行うと、腹膜透析の選択率が高くなるというデータもあります。

秋野　平成30年度診療報酬改定により、状況に応じて腎代替療法を選択できる環境が整えられていくことになります。医療者と患者さんが双方向性に情報交換をしながら、治療法を決定していくことが大事ですね。

腹膜透析の位置づけ

中元　腹膜透析のメリットは、なんといっても患者さんの満足度の高さだと思います。在宅治療ですから、学校や仕事への影響が少なく、ＱＯＬ（生活の質）を維持することができます。また、残存腎機能の維持に優れ、心血管系への負荷が少ないことも注目されます。

特に高齢者で残存腎機能のある場合には、少ない透析液量、1日2～3回の少ない交換回数で開始できます。患者さんの状態に合わせて透析液量や交換回数を増やしていきます。（インクレメンタルＰＤ）の患者さんに合わせて透析プログラムを変更すればよいのです。自由度の高い透析方法といえます。

一方、デメリットとしては、生体膜（腹膜）を使うがゆえに長期間継続が困難であり、腹膜劣化による被嚢性腹膜硬化症（ＥＰＳ）のリスクがあるということ。それに加えて、血液透析に比べ、**水分や老廃物の除去効率があまりよくない**ことや、**血糖の上昇や糖尿病、脂質系の代謝の増悪など**が挙げられます。

秋野　**腹膜透析は、血液透析に至る前の治療**という位置づけと考えていいですか。

中元　そうですね。保存期腎不全から血液透析を開始する前の数年間、場合によっては8~10年くらいの間、腹膜透析治療を行うというのが一般的です。腹膜透析の最大の長所を生かすための条件は、**残存腎機能があるときから**腹膜透析を導入することが知られています。

尿毒症症状が出てからの透析導入では、導入後の予後が悪化することから、**尿毒症などの症状が出現する前から余裕をもって透析を始める**ことが必要です。また残存腎機能がある時期には腹膜透析を行い、残存腎機能低下後に血液透析に移行するPDファーストがよく知られています。そのためには、**時期を捉えた「早期紹介（腎臓・透析専門医以外の医師から専門医への紹介）」が重要**です。

秋野　**腹膜透析を開始する目安**はありますか。

中元　血液透析を開始する目安よりも早めに、症状がなくとも糸球体ろ過量（GFR）が**6mL／分／1・73㎡未満となる前に開始する**ことを推奨しています。

秋野　腎臓病の患者さんを診る機会がある医師の診療科は多岐にわたっています。いつの時点で透析専門医に紹介するのが一番いいのかは、それぞれの患者さんがもっている原疾患や合併症、年齢や家族構成によっても違ってきますよね。

中元　そういう難しさもあって、早期紹介がなかなかうまくいかないということはありますね。

秋野　連携が大事になってきますね。

腹膜透析の原理

秋野　**腹膜透析の大きな特徴は、腹膜という生体膜を利用すること**だとおっしゃいましたが、腹膜をどのように用いて透析が行われるのですか。

中元　ご承知のとおり、腹膜は、肝臓や胃、腸管など、内臓を覆っている薄い半透明の膜で、全体を広げるとその表面積は1・7～2・0㎡で、ほぼ体表面積と同じ広さがあります。これを透析膜として使うわけです。

腹膜は、表層にある1層の中皮細胞と深部には結合組織層である間質から構成されています。

秋野　腸管に面する中皮細胞は、すなわち透析液と面することになります。中皮細胞と間質は基底膜により分けられて、間質内に血管がありますね。ダイアライザーに似ているというと変ですが。

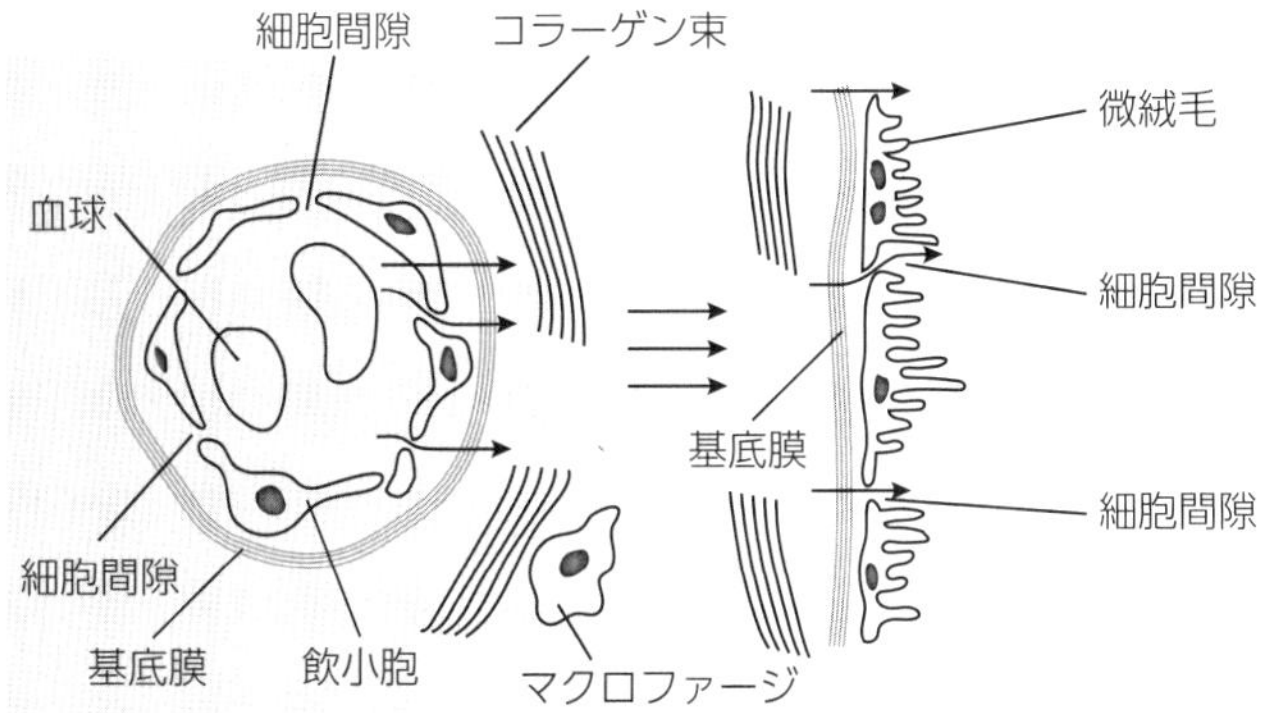

腹膜の構造

中元　はい。腹膜の表面には、すなわち間質のところに毛細血管が網の目のように走っています。この毛細血管を流れる血液と透析液の濃度差で、血液中の老廃物や不要な電解質が、透析液の中へ移動（拡散）し、また透析液と血液の浸透圧の差で、体の余分な水分を除去します。

秋野　透析膜にあたる小さな穴に当たるのが毛細血管の内皮細胞と内皮細胞の間、そして腹膜表面の中皮細胞と中皮細胞の間になりますか。

中元　そうですね。主として小さな分子量の物質が移動するのは、毛細血管の内皮細胞の間隙を通ってということになります。

秋野　大きな物質はいかがでしょう。

中元　小分子量物質および大分子量物質や電荷の影響を受ける電解質は、毛細血管の内皮細胞を貫通することになります。

秋野　血管内皮細胞との親和性が重要となるのですね。

中元　そうですね。さらに、大分子量物質が移動する経路として細胞内に形成される小胞が飲み込む物質を形質膜が取り囲んで、陥入させて細胞内に取り込み、「シャトル転送」という他方の側の細胞境界に達すると吐出《としゅつ》するというものです。

秋野　水の動きをどのように考えたらよろしいでしょうか。

中元　先ほど説明した腹膜の血管内皮細胞には、水と溶質の移動を可能とする3種類の孔があるとする「Three pore model」を紹介しましょう。まず、１つ目の孔は細胞膜にあいた半径０・６nmより小さい孔で水のみを通過させるとするものです。

秋野　水チャネル（アクアポリン）ですね。

中元　そうです。１日１８０Ｌの水を代謝する重要なものです。２つ目の孔は血管内皮細胞の間隙にある半径０・６～４・０nmのsmall poreで、尿素、ナトリウム、カリウム、クレアチニンを水に溶かし通過させるとするものです。

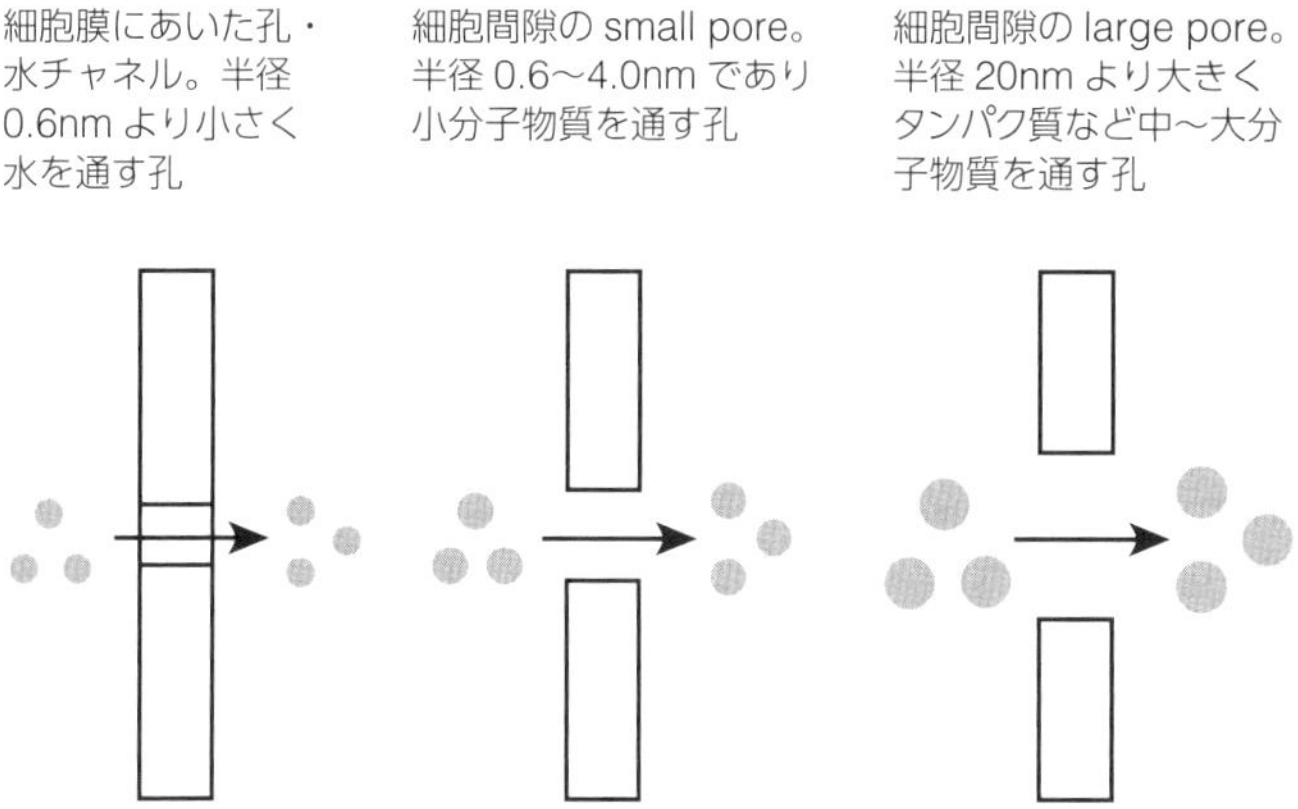
細胞膜にあいた孔・水チャネル。半径0.6nmより小さく水を通す孔
細胞間隙のsmall pore。半径0.6〜4.0nmであり小分子物質を通す孔
細胞間隙のlarge pore。半径20nmより大きくタンパク質など中〜大分子物質を通す孔

腹膜透析の物質と水の移動モデル(Three pore model)[3)]

そして、3つ目の孔が同じく細胞間隙にある半径20・0nm以上のlarge poreで、タンパク質のような大きい分子を通過させるとするものです。

3つの毛細血管孔の理論的サイズの観点から、毛細血管床を通る溶質と水の輸送を説明してみました。

秋野　腹膜透析における腹膜の役割を詳細に教えていただきましたが、**腹腔に透析液を入れ、一定時間留めておいて、その間に、腹膜の毛細血管内皮細胞の様々な機能を駆使して、透析液側に老廃物を移動させ、その後に排液する**ということですね。血液透析のような圧力をかける仕組みは当然のことながらありませんね。

中元　ないと考えてください。ですから**残存腎機能を生かしながら緩やかに血液を浄化することが主目的**となります。血液透析よりも体（特に心血管系）への負担が少なく、透析液にカリウムが含まれていないので、カリウム除去に優れています。

秋野　血液透析に用いる透析液にはカリウム濃度を低くしているとのことでしたが、腹膜透析に用いる透析液にはカリウムは含まれていないのですね。

中元　はい。血液透析の透析液には2mEq／Lくらいのカリウムが含まれています。

秋野　血液透析のところでお伺いするべきでしたが、透析の効率を上げるために、血液透析の透析液のカリウム濃度をさらに下げることはできないのでしょうか。

中元　はい。高カリウム血症も心配なのですが、逆に低カリウム血症にも気をつけなくてはなりません。低カリウム血症により心血管系に影響を与え、不整脈などの症状を起こしてしまうことがあります。そのため血中カリウム値が致死的にならないように2mEq／Lほど入れているのです。

秋野　腎代替療法の工夫を理解することができます。

中元　腹膜透析は緩やかな透析であることから、血中カリウム値の急速な変化もありません。

秋野　さらに腹膜透析についてては、果物やイモ類などの厳格なカリウム摂取の制限は不要ということになります。

腹膜透析の実際

秋野　さて、透析液を出し入れするためには、**カテーテル（チューブ）を腹部に埋め込む**わけですよね。

中元　そうです、**1時間くらいの簡単な手術**ですみます。体の外に出るカテーテルの部分はわずかですから、普段の生活の妨げにはなりませんが、感染症には留意が必要です。

秋野　透析液を腹腔から廃液して、新しい液を注入するバッグ交換は、1日何回行うのですか。

中元　1日3〜5回です。従来は、2Lバッグの1日4回の交換でしたが、今は、少量の透析液で、低頻度のバッグ交換で始め、尿量や残存腎機能に合わせて、透析量、回数を増やす方法（インクリメンタルPD）を採用する施設が多くなっています。

秋野　バッグ交換は、簡単に行えますすか。

中元　1回のバッグ交換にかかる時間は30分ほどで、**朝、昼、夕方、就寝前など、生活のリズムに合わせて、患者さんご本人やご家族（介助者）が行う**ことになります。特別に難しいことではありませんから、医療スタッフの指導を受ければ、誰でも行えます。

これは連続携行式腹膜透析（ＣＡＰＤ）という方法ですが、もう1つ自動腹膜透析（ＡＰＤ）という方法もあります。**ＡＰＤは、主に寝ている時間を利用して、自動的に透析液の交換を行う方法**で、日中の自由時間をより多く確保するために開発されました。

秋野　ＡＰＤは、どのような患者さんに適していますか。

中元　**ＡＰＤは先進国を中心に普及**していて、**夜間間欠式腹膜透析（ＮＩＰＤ）と持続周期的腹膜透析（ＣＣＰＤ）という2つの方法**があります。

ＮＩＰＤは、サイクラー（自動腹膜透析装置）を用いて、夜間のみ3～6回の透析液交換を行う方法で、ヘルニアや透析液の滲出、腰痛などの合併症がある患者さんや、ＣＡＰＤで日中の腹部膨満感の強い患者さんに適しています。

ＣＣＰＤは、ＮＩＰＤに日中の透析液貯留を加えた方法です。最も大きな透析量が得られ、残存腎機能低下に伴い、小分子の除去が不十分となった患者さんに用いられます。

秋野　腹膜透析に用いる透析液についてカリウム以外の成分は、血液透析と同様ですか。

中元　いいえ、同じではありません。先ほども申し上げましたが、血液透析液にはカリウムが含まれているのに対して、腹膜透析液には含まれていません。アルカリ化剤として血液透析液では重炭酸または酢酸が用いられているのに対して、腹膜透析液では主に乳酸が用いられています。

近年、重炭酸と乳酸を合わせて使用する新しい腹膜透析液も使用できるようになりました。また、腹膜透析液は限外ろ過を得るための浸透圧物質として、高濃度のブドウ糖やイコデキストリン（トウモロコシデンプン由来の物質）が添加されています。

初期の腹膜透析液は、ブドウ糖の分解を抑えるために酸性になっていたり、加熱滅菌することで、体に有害な物質が産生されるなど、様々な問題点がありましたが、科学技術の進歩によって、今日では中性透析液が中心となり、刺激性の強いものは、日本では使われていません。その結果、**腹膜透析は長期に行うことが可能な透析方法になってきている**といえます。

腹膜透析の限界

秋野　腹膜が劣化する以外にも課題はありますね。腹膜透析の透析量は、残存腎機能に大きく依存していますから、残存腎機能が消失してしまうと、腹膜透析単独では至適な透析量を達成することは困難でしょうか。

中元　バッグの交換回数や透析液量を増やす、ブドウ糖濃度を上げることも考えられますが、やはり血液透析を併用する、血液透析に移行することになり、**療法の変更・中止時期の見極めが重要**となります。

そのためにも**腹膜の状態を把握することが重要で、定期的（半年〜1年）に「腹膜平衡試験（ＰＥＴ）」を受ける必要があります。**

このＰＥＴは、透過性の高い順に「High」、「High Average」、「Low Average」、「Low」の４段階に分類し、残存腎機能に関係なく腹膜の透過性を判定することができます。

そして、例えば、腹膜クレアチニン透過率が経時的に上昇し、「High」が12カ月以上続く例では、高度の腹膜の劣化が進行していると判断して、腹膜透析の中止を検討します。また、「非High」であっても、定期検査でＰＥＴ値が経時的に上昇を示す場合は、その推移を慎重に観察し、High に移行するようなら、計画的な中止を検討します。

腹膜透析患者さんの中には、腹膜透析から血液透析に完全に移行することに抵抗を感じる方もいらっしゃいますが、そういう場合は1つの手段として、比較的受け入れやすい「**腹膜透析＋血液透析併用療法**」が考えられます。

この併用療法は、一般的には腹膜透析を週に5回行って、血液透析を週1回、後の1日は何もしない、という方法ですが、血液透析の回数は週1回のパターンだけでなく、2週に1回や週に2回以上など、人によって違います。また、併用療法は、血液透析の日と何もしない日は、お腹に透析液を入れませんから、腹膜の休息になり、腹膜機能保護にもつながります。

秋野　PETには標準法と簡便法（Fast PET）がありますが、どう違うのですか。

中元　標準法は全操作を医療スタッフの管理下で行うため、試験結果に信頼性がありますが、患者さんは4時間も病院に釘付けされることになります。

一方、Fast PETは、自宅で患者さん自身が透析液を腹腔に貯留し、4時間後に来院し排液をするだけでいいのです。しかし、医療スタッフの管理外での操作ですから、操作手順に誤りがあると、データの信頼性がなくなるという欠点もあります。また、標準法は透析液貯留0時間、2時間、4時間の排液サンプルからクレアチニン値を測定しますが、Fast PETは4時間後のクレアチニン値しかわかりません。言い換えれば、4時間後だけでおおよそ予測がつく、ということでもあるのですが。

秋野　今の中元理事長のお話で、腹膜透析では、腹膜の状態が大事だということが、よくわかりました。そのためにはＰＥＴによる評価を定期的に行うことが重要だということも、よくわかりました。

腎移植の実際

秋野　腎移植についてお伺いします。

中元　腎移植には、お亡くなりになられた方や脳死と判定された方から腎臓の提供を受ける「**献腎移植**」と夫婦間などで2つの腎臓のうち1つの提供を受ける「**生体腎移植**」の2種類があります。

秋野　それぞれ、ドナー（腎臓を提供する人）とレシピエント（腎臓の提供を受ける人）が受ける手術があります。まず提供者ドナーが受ける手術についてお伺いします。

どちらの腎臓を摘出するかは、どう決めるのでしょうか。

中元　解剖学的な理由から、左の腎臓を摘出するのが一般的ですが、事前に行う腎機能検査や各種検査の結果を考慮して機能のよいほうをドナーに残します。

秋野　手術についてお伺いします。

中元　手術は全身麻酔下で開腹手術、現状では**内視鏡手術が主流**となっていますが、手術中の出血などで内視鏡手術の続行が難しくなった場合は、安全を最優先して開腹手術に変更することもあります。

秋野　次にレシピエントの手術方法をお伺いします。

中元　ドナーから提供された腎臓は、右下の下腹部に移植しますが、腹腔内ではなく腹膜の外側の後腹膜腔に移植します。

秋野　これはどういう意味があるのでしょうか。

中元　手術においては腎動脈を内腸骨動脈に、腎静脈を外腸骨静脈に、尿管を膀胱につなぐことになりますが、解剖学的に右腎だと、腎静脈が短いため、静脈血栓が起こりやすくなります。

秋野　解剖学的に静脈は右腎より左腎のほうが長いのですね。

中元　はい。従って左腎を使用します。後腹膜腔に移植する理由は、腹腔内であれば移植された腎臓が固定されないことから捻じれたり、癒着などにて腸閉塞などの合併症が起こることがあるためです。

秋野　機能していない元の腎臓は摘出するのでしょうか。

中元　ほとんどの場合はそのまま残します。手術時間は4～5時間と聞いています。

秋野　尿はいつから出はじめますか。

中元　生体腎移植や脳死下腎提供の場合は、手術の最中に尿が出はじめます。心停止下腎提供の場合は阻血時間（臓器の血流が止まってから臓器を移植して血流が再開するまでの時間）の影響があり、多くの場合は移植後数日してから徐々に尿量が増加しはじめますので、透析療法の必要がない十分な尿量が得られるまでには1～2週間かかります。

術後から免疫抑制剤の調整や全身状態の管理を続け、移植腎機能が安定して、服薬などの自己管理ができるようになれば退院となります。入院期間は施設によって異なり、術後2～6週間程度となっています。

秋野　**腎移植は安全で確立した医療**といえますね。

中元　はい。あえて申し上げますが、慢性腎不全患者さんに手術に伴う合併症のリスクがないわけではありません。わが国でもこれまで約2万人を超える腎摘出手術の中でドナーの死亡事例が報告されています。腎臓が1つになることで、ドナーの腎機能は提供前の約70~75％となりますが、その後はほとんど変化せず、ドナーの方に透析や移植が必要となることはまれです。しかし、腎臓提供後に高血圧やタンパク尿が認められることや肥満となる傾向もあり、また心臓病や慢性腎臓病（CKD）へと進行することもあるので、提供後は長期間にわたって定期的に外来受診を続けてください。最高の贈り物をしてくださるドナーの皆様だからこそ、術前も術後も、治療が必要な疾患がある場合は治療を受けていただくように念願します。

腎移植の効果

秋野　腎移植の効果についてお願いします。

中元　腎移植は末期腎不全の根治治療であり、移植が成功すると「移植腎」によって、**健常な腎機能の60~80％が維持できて、透析を行っていたときの合併症のほとんどが**

改善します。実をいいますと、健常腎の力が糸球体ろ過量（GFR）100なら、透析の力はせいぜいGFR5程度です。それを考えると、腎移植はもっと積極的に行われるべきですね。

秋野　しかし、日本では移植を希望する患者さんの数に比べ、実際に移植が行われる方の数がまだ少ないという印象がありますが、どのくらいの方が腎移植を行っているのですか。

中元　先ほども申し上げましたが、腎移植には、血縁者あるいは非血縁者から2つの腎臓のうち1つの提供を受ける「生体腎移植」と、脳死や心臓死になられた方から腎臓の提供を受ける「献腎移植」があります。

前述しましたように、2016年12月末時点の全国の慢性透析患者さんの数は32万9609人でした。一方、2016年に腎移植を受けた方は1648人。そのうち1471人が生体腎移植で、残りの177人が献腎移植でした。2016年12月末現在、日本臓器移植ネットワークへの献腎移植希望の登録者数は1万2828人ですから、年間1・4％弱の人しか献腎移植を受けられていないことになります（日本臓器移植ネットワーク）。

秋野　ここにもわが国における献腎移植と生体腎移植のバランスの悪さを感じます。

中元　はい。世界的にも献腎移植が中心となっています。生体腎移植には健康な第三者を傷つけて行われる側面があります。絶対的にドナーが不足しているわが国としては、生体腎移植という選択肢を大切にしながらも、献腎移植こそ強力に推進していくべきでしょう。

秋野　献血や骨髄提供も個人と社会に対する普及啓発が不断に行われており、提供者のまごころを前提とすることは共通であっても、献腎は提供者の「死」という最大の悲しみの中で行われます。

中元　一人一人が臓器提供を身近な問題として捉えることができるか。社会はその尊い決断を支えることができるか。国民的な議論が求められています。

秋野　普及啓発に終わりはありません。

さて、腎移植の成績はいかがでしょう。

中元　近年、**移植医療技術や免疫抑制剤などの医薬品が進歩したことで、腎移植の成績は飛躍的に向上**しています。

腎移植では、移植した腎臓が機能している期間をあらわす「生着率」と、移植手術後に患者さんが生存している「生存率」を成績の指標としているのですが、２０００年以降、生着率、生存率ともに大きく向上しています（日本移植学会「２０１７臓器移植ファクトブック」）。

秋野　どういう人がレシピエント（腎臓の提供を受ける人）の適応となりますか。

中元　透析治療を受けている方が適応ですが、**最近では透析を経ずに生体腎移植を行う「先行的腎移植」が増えています。**これは「透析治療開始前に腎移植を行ったほうが、透析治療を行ってから移植するよりも、移植後の成績がよい」という臨床研究報告を反映していると考えられます。

年齢は70歳くらいまでが安全ですが、これは患者さんの体の状態をみて、ということになります。コントロールできていない糖尿病や高血圧などの重い合併症がなければ、70歳以上でも移植可能です。

秋野　**夫婦間腎移植が増えてきた**そうですが。

中元　日本では、非血縁者間移植は3親等以内の姻族に限られていますので、以前もそのほとんどが夫婦間腎移植でした。ただし、夫婦はもともと他人ですから、組織適合性が大きく異なっている場合が多く、拒絶反応が起こりやすいという問題がありました。

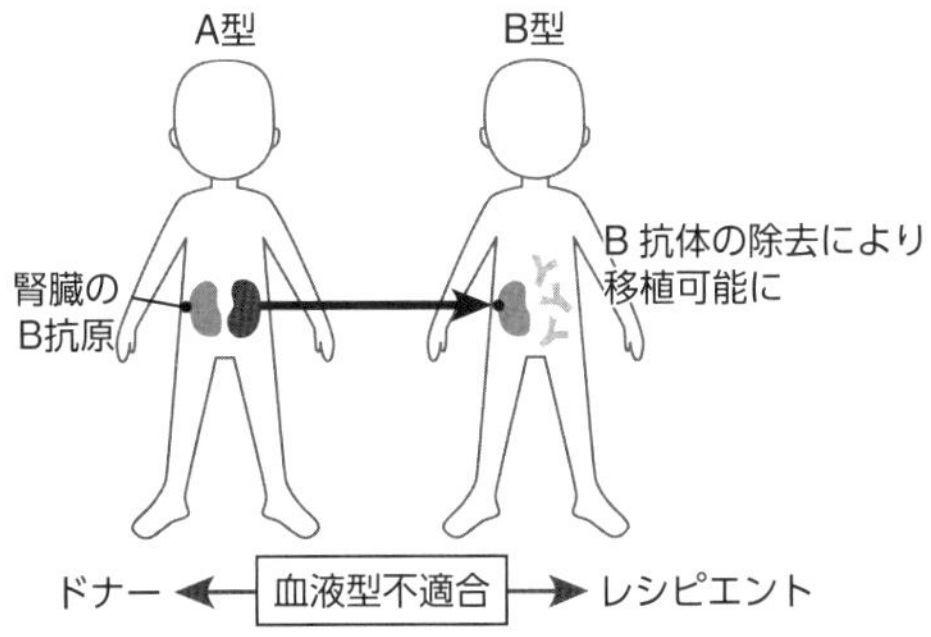

血液型不適合の腎移植も可能

しかし、最近では、免疫抑制剤の進歩によって、血縁者間の移植と同じくらいの移植成績を得られるようになりました。また、以前は、ドナーからレシピエントに輸血ができない「ABO血液型不適合」の腎移植は、ほとんど行われることはありませんでしたが、これも術後の拒絶反応を抑えることができるようになり、成績も血液型適合移植と遜色がないくらい向上しています。

秋野　**生体腎移植**のドナーの適応について教えてください。

中元　日本移植学会、日本臨床腎移植学会による生体腎移植のドナーガイドラインでは、ドナーの適応基準として「腎臓を提供したドナーが、提供後も長期間にわたり、腎機能や健康状態に支障なく、生涯にわたり末期腎不全に至らないと予想される状態であることを基準条件とする」としています。また、年齢は日本移植学会のガイドラインでは、80歳までが適応となっています。ですから、まずは、現在の腎機能を検査する必要があります。つまり、片方の腎臓を提供しても、その後何十年も、残り1つの腎臓で大丈夫かという確認が必要です。ちなみに、腎機能、特に腎臓の予備力がどのくらいあるかを正確に検査する方法としては「イヌリン・クリアランス法」というのがあり、これは健康保険の適用にもなっています。

秋野　**献腎移植**は、脳死または心停止後の方で、生前に書面で本人の臓器提供の意思がある場合、あるいは本人の意思が不明な場合でも、ご家族の承諾がある方から、臓器提供されるわけですが、レシピエントの選択基準はどのようなものですか。

中元　血液型、ＨＬＡ型適合度、提供施設と移植施設の所在地、待機期間などが考慮され選ばれますが、その際、16歳未満の小児待機者には14点が、16歳以上20歳未満には12点が加算され、これらの合計ポイントが高い順に優先されます。また、臓器移植法の改定で、臓器移植提供者が、自分の親族へ優先的に提供を指定することもできるようになりました。

秋野　献腎移植においても、先行的腎移植のケースはあるのですか。

中元　日本では、これまで先行的腎移植の希望申請はごく少数でした。しかし、先ほどお話ししましたように、先行的腎移植は生着率や生存率において優れているとされていますから、今後、希望者が増える可能性はあると思います。

そうしたことも踏まえて、以前は明確な申請受理の基準がありませんでしたが、日本腎臓学会、日本移植学会、日本透析医学会、日本臨床腎移植学会、日本小児科学会の5学会が協議を重ね、２０１３年10月に先行的腎移植の登録基準を変更したという経緯があります。

秋野　生体腎移植、献腎移植にかかわらず、今後は腎移植がもっと注目されるようになることは確かですね。

中元　秋野さんの国会質疑で国はとうとう腎移植がＱＯＬ（生活の質）を向上させるだけでなく、経済学的観点からも財政上の効果がある主旨の答弁をされました。**ＱＯＬを上げてかつ透析にかかる医療費を削減することを両立できるのは腎移植**です。

秋野　こうしたことをきちんと知ったうえで、**患者さんには、自分に合った治療法を選んでいただきたい**ですね。

4章

知っておいていただきたい透析の合併症のことなど

透析療法の現状と療法選択

秋野　これまで中元理事長には腎代替療法について様々な選択肢を示していただきました。

中元　今後、透析にかかわる関係学会と力を合わせて、わが国において適時適切な療法選択が行われるよう力を尽くしたいと思います。確かに、日本においては腎移植件数も少ないですし、透析では血液透析の患者さんが２０１６年12月末時点で97・３％も占めています（日本透析医学会）。しかし、これはお話ししましたように、腎臓病が進行した患者さんが腎代替療法を選択するにあたって、十分な説明を受けていないことが要因の１つです。

秋野　治療法の選択にあたっては、以前は医師主導で意思決定がなされていたことが多かったのですが、時代とともにインフォームドコンセントが定着しました。

中元　さらに近年は、**治療法の選択の際に、医療者と患者の双方が、お互いの情報を共有し、意見を出し合って意思決定をするＳＤＭ**（シェアードディシジョンメイキング）**という考えが提唱**されています。腎代替療法の選択においても、こうした意思決

末期腎不全に対する治療手段の比較[4)]

比較の観点	血液透析	腹膜透析	腎移植
必要な薬剤	貧血、骨代謝異常、高血圧などに対する薬剤		免疫抑制剤とその副作用に対する薬剤
生活の制約	多い（週３回、１回４時間程度の通院治療）	やや多い（自宅での透析液交換など）	ほとんどない
食事・飲水の制限	多い（タンパク、水、塩分、カリウム、リン）	やや多い（水、塩分、リン）	少ない
手術の内容	バスキュラーアクセス（シャント）（小手術、局所麻酔）	腹膜透析カテーテル挿入（中規模手術）	腎移植術（大規模手術、全身麻酔）
通院回数	週に３回	月に1〜2回程度	移植後の１年以降は月に１回
感染の注意	必要	必要	重要
その他	日本で最も実績のある治療法	血液透析に比べて自由度が高い	透析による束縛がない

- 末期腎不全の治療手段は、医学的条件だけでなく、ライフスタイルや年齢、性格なども考慮して治療法を選ぶ必要がある
- 腹膜透析は血液透析と比較して、生活の制約や食事・飲水の制限が少なく、自由度が高い

定はとても重要です。

秋野　それぞれの腎代替療法に秀でたところがあります。その意味では医学的な情報に加えて、患者さんの価値観やライフスタイルの情報も主治医と共有することは、最善の選択をするうえで非常に大事です。

患者さん自身がこの治療法が最適だと思っても、医学的には好ましくない場合もありますし、逆に医療者の立場から最適と考える選択が、患者さんのライフスタイルに合わな

い場合もあったはずです。ＳＤＭを推進して、適時適切な療法選択が行われることが必要ですね。

ほかにも血液透析が多くなってしまった理由はありますか。

中元　はい。１つは、過去に国主導で、血液透析の普及が行われたことが挙げられます。

秋野　どこでも等しく透析を受けることができる仕組みを整えようとしたのですね。

中元　その結果、血液透析が保険制度に導入され、**慢性腎不全の治療イコール血液透析という考えが国民に定着**してしまいました。その結果、現状では血液透析は７割が一般病院で行われるくらいに血液透析については質の均てん化が達成されましたが、血液透析だけしか行っていない施設が多いということにもなってしまいました。

さらに、日本の透析機器の開発技術と診断・治療技術は、世界トップクラスで、治療成績が世界一と良好であることも挙げられます。最近のデータでは、日本の透析患者さんは世界で一番高齢であるにもかかわらず、世界で一番生活能力が高いことも示されています。これは日本の透析の質が世界で一番優れていることを示すものです。

日本は現在、世界一の透析大国となっていて、多くの患者さんが透析をしながら、社会の一線で活躍されています。このことは血液透析に偏重していると指摘をされても、世界に誇るべきことだと私は思っています。

血液透析の合併症

秋野　しかしながら、腎代替療法が長期化や高齢化という課題に直面するようになってきました。

中元　はい。秋野さんが先に取り組んだ下肢末梢動脈疾患や足病など合併症の問題です。これからは世界に誇る透析の質をさらに上げて重症化予防に取り組むことがより重要となってきたのです。

合併症の発症を防ぐことは可能と考えます。それには、患者さんやそのご家族が、どのような合併症が起こるかを理解しておくことが大切です。

秋野　血液透析と腹膜透析では、合併症も異なりますか。

中元　透析の仕組みが違いますから、それぞれ特徴があります。

秋野　では、血液透析の合併症には、どのようなものがあるのでしょうか。

中元　まず、短期的なものからお話ししましょう。体が透析にまだ慣れていない短期的な合併症としては、透析導入期によくみられる「透析不均衡症候群」が挙げられます。

主な症状は、頭痛、吐き気、嘔吐、脱力感、血圧低下や足のつり（筋肉のけいれん）などで、透析中から透析終了後12時間以内に起こります。

秋野　原因は何でしょう。

中元　まだ完全には明らかになっていないのですが、細胞内外に不均衡がみられることが大きな原因と考えられています。

血液透析は、血液から老廃物を除去する仕組みですので、細胞外液に溜まっている物質はすみやかに除かれるのですが、細胞内液に蓄積している物質は、いったん細胞から外に出て、血管内に移動したものが除去されることになります。

秋野　**細胞内の老廃物を直接除去することはできない**ということでしたね。

中元　はい。細胞外液と同じように、「すみやか」とはいかないのです。このことから、細胞外の老廃物は除去されているが、細胞内の老廃物はまだ溜まっている、という状態が起きてしまいます。

その結果、細胞内の浸透圧が高く、細胞外が低いという不均衡が生じてしまい、細胞内に水分が移動して細胞が膨張してきます。

秋野　これが脳で起きると、頭蓋内という閉鎖空間内で脳細胞が膨張できずに、脳の細胞内圧が上昇して前出の症状が出現するということでしょうか。

中元　脳の細胞内圧が急激に変化するということだろうと思います。だから、**体が透析に慣れていけば、症状は徐々に起こりにくくなります**。透析不均衡症候群は、透析導入期に透析を短時間で連日行うようにすることで予防できます。また、維持期では水分や塩分、タンパク質の制限を守り、緩やかな透析を行うことや、透析時間を長くすることで防げます。

私たちは秋野さんの働きかけで平成30年度診療報酬改定で夜間・休日の透析や長時間の透析に対する評価が充実した意義は、このような合併症から患者を守ることにつながると考えています。

秋野　循環器系や骨代謝にかかわる合併症もありますね。

中元　はい。透析を導入して早い時期から高血圧がみられます。主な原因は、水分や塩分を摂り過ぎると、透析を行っても十分に排泄されない場合に体液量（血液量）が増えるためです。頭痛、イライラ、吐き気、不眠などの症状が現れます。

秋野　高血圧が長く続くと、全身の動脈硬化、脳卒中をはじめとする脳血管障害、さらに心不全や心筋梗塞などの循環器の合併症の発症率が急激に高くなります。また、動脈硬化による高血圧性網膜症など視力障害のリスクも高くなりますね。

中元　はい。特に、透析患者さんの場合、リンやカルシウムの代謝バランスが崩れた結果、血管の中膜に石灰化が起こり、血管内膜の動脈硬化と合わせて血管の劣化が進みます。リンやカルシウムの代謝バランスが崩れると、**二次性副甲状腺機能亢進症**という合併症を引き起こします。二次性副甲状腺機能亢進症を合併すると全身の動脈硬化はさらに促進し、骨折の危険性も高まります。

秋野　透析患者においては、**下肢末梢動脈疾患**から下肢切断に至る割合は約４％となっています。一方で、体液量の減少による低血圧もあるのでしょうか。

中元　発生頻度の高い合併症です。おっしゃるとおりに、原因は、低栄養や糖尿病などの状況で、透析による除水が行われる結果、体を循環する血液量が減少するからです。特に血管収縮能が低下したり、心機能障害を有する患者さんでは、容易に血圧の低下が起こります。症状としては、あくび、吐き気、嘔吐、頭痛、動悸、冷や汗などがみられます。

対策としては、ドライウェイトを上げる、透析時の除水量を少なくすることですが、バランスのよい食事を摂ることで透析間の体重増加を減らすことが重要です。必要なら低血圧治療薬を使用します。

秋野　ドライウェイトというのは、適切に水分バランスがとれているときの体重ですね。ドライウェイトは、どのように設定するのですか。

中元　腎臓の働きが正常であれば、余分な水分は尿になって排出されますから、体重計にのれば本当の体重が確認できます。しかし、尿が十分に出ない透析患者さんの体重は、透析いかんで大きく変動するのです。そこで、ドライウェイトを設定するわけです。

ドライウェイトの設定は、体にむくみ（浮腫）がないか、血圧が適正にコントロールされているか、胸部レントゲンで心臓が腫《は》れていないか、胸に水が溜まっていないかなど、体の状態を総合的にみながら行います。このドライウェイトを目標に、透析によって除水するわけです。

秋野　ドライウェイトは、そのときの体の状態によって変化するのでしょうか。

中元　そのとおりです。体調が悪くて、食欲不振で体が痩せてきたら、ドライウェイトを下げて設定しなくてはいけませんし、逆に、食欲が旺盛になってくると、ドライウェイトを上げる必要が出てきます。

秋野　運動による筋肉量の増加や過食による体重増加などの影響をどのようにドライウエイトに反映させればよろしいでしょうか。

中元　おっしゃるとおりで本当の体重は食事量などによって変わりますから、例えば本当の体重が減っているにもかかわらず、ドライウェイトをそのままにして透析を行うと溢水《いっすい》状態となって、心不全などの原因になります。そのため、少なくとも月に1度はドライウェイトの見直しをする必要があります。

秋野　ここにも**定期的に通院する意義**があります。ところで、慢性腎不全が進行して、腎臓でつくられているホルモンであるエリスロポエチンの分泌が低下すると、腎性貧血を発症します。腎性貧血により、心臓がより多くの赤血球を送り出そうとして、心不全につながることもありますか。

中元　はい。腎性貧血は、全身の組織が低酸素状態となって心腎貧血症候群といって、心不全と腎不全と貧血がお互いに悪循環を引き起こします。慢性腎臓病（ＣＫＤ）も進行します。

エリスロポエチン製剤や鉄剤の注射などで、血液透析患者はヘモグロビン値を10～12g／dL、腹膜透析患者は11～13g／dLを目標にコントロールすることが可能ですが、何よりも十分な透析を行い、栄養を十分摂って、適度に運動することも忘れてはなりません。

秋野　カルシウムやリンの代謝がうまくいかなくなって、血管の中膜に石灰化が起こることについては先にご説明をいただきましたが、骨についてはいかがでしょう。

中元　骨がもろくなる理由は、まず①腎臓の機能が低下すると、食物からカルシウムを吸収するために必要な活性型ビタミンDが不足し、カルシウムの吸収が不十分になります。このときに血液中のカルシウムも減少します。

また②腎臓には血液中の不要なリンを尿中に排泄する働きがありますが、腎臓の機能が低下すると不要なリンを尿中に排出できなくなります。このときには血液中のリンが増加します。

そのような状況で③血液中のカルシウムが減少し、リンが増加すると、パラトルモンの分泌が刺激され、骨からカルシウムが溶け出して血液中のカルシウムを補おうとします。そのため、**長期間透析を続けているうちに骨がもろくなり、（強い）痛みを感じ**

たり、骨折しやすくなったりすることがあります。

秋野　よくわかりました。

中元　このような合併症を予防するために、パラトルモンの産生・分泌を抑える薬剤や、食物からのリンの吸収を抑える薬剤が用いられます。また、食事療法では原因の高リン血症に対応することが先決です。そのためには、リンの吸収を抑える薬剤を用い、食事療法ではリンの摂取を制限します。

秋野　ここで悩ましいのはリンの摂取を制限しようとすると、タンパク質を制限することにつながりかねないことです。タンパク質とともにある有機リンについて制限するよりも、加工品などに添加物として含まれる無機リンを制限するよう努めるということでよろしいでしょうか。

中元　はい。食事の制限ではリン含有量の多い乳製品の制限は必要です。タンパク質はリン含有量が多いため、リン制限とタンパク質制限が同義に書かれている本もあります。必要なタンパク質を制限して栄養不良を引き起こすくらいなら、過剰なリンは薬剤で対応するべきです。同時にパラトルモンの産生・分泌を抑える薬剤を用います。食事でリンの摂取の制限をしていただくならば無機リンで制限することが重要です。

なお、秋野さんが国会で提案してくれた腎臓病患者さんなどに対してリンの表示を行うための「特別用途食品」などの仕組みも含めて次章でもお話ししましょう。

秋野　情報提供が必要な分野です。

中元　一方、長期間透析を続けていると、アミロイドという物質が骨や関節に沈着し、手根管症候群、ばね指、破壊性脊椎関節症のような疾患を起こします。

秋野　やはり、予防には、何よりも十分な透析を行うことが大事ですね。

中元　そうです。β_2-マイクログロブリンがアミロイドに変性しますので、できるだけ**β_2-マイクログロブリンが体内に残らないようにする**必要があります。

秋野　重ね重ね、透析の質を上げることが重要だと感じます。前章でβ_2-マイクログロブリンは大きな老廃物であることをお伺いしました。どのように除去すればいいでしょう。

中元　透析膜の膜孔径を大きくすることが1つの方法です。

透析膜の膜孔径の大きな透析膜（ＨＰＭ〈ハイパーフォマンスメンブレン〉）に変更することで、血液中のβ_2-マイクログロブリンの除去量を増加させることができます。

また、中分子以上の大きな物質を除去することが可能な血液ろ過（ＨＦ〈ヘモフィルトレーション〉）、あるいは血液透析ろ過（ＨＤＦ〈ヘモダイフィルトレーション〉）を行うことでも血液中のβ_2-マイクログロブリンの除去量を増加させることができます。ＨＦやＨＤＦでは、ろ過された血液成分の代替に十分な電解質液（置換液）を補充する必要があります。

近年、置換液を透析液で行うオンラインＨＤＦが広く行われるようになりました。気をつけなくてはならないこととして、透析液内にエンドトキシンが存在すると体内に移行して、血中細胞を刺激してかえってβ_2-マイクログロブリンを増加させることがあります。

秋野　当然のこととはいえ、透析液を清潔にする必要があります。特にオンラインＨＤＦでは、透析液の清浄化が必須になりますね。

中元　こういったことからも読者の皆様には、**健康保険における診療上の評価が透析の質を上げる根拠となっている**ことにご理解をいただいていることでしょう。透析アミロイド症については、手術だけでなくリハビリも必要となりますので、よく主治医の先生ともご相談ください。

秋野　血液検査などでβ_2-マイクログロブリンの除去が十分か追跡できるでしょうか。

中元　透析前は40μg／mLを目標としているのですが、できるだけ低値が望ましいということになります。

秋野　さらに、慢性腎不全の患者さんに対しては、**免疫力の低下に注意**する必要がありますが、これはどういう機序でしょう。

中元　まずは背景として糖尿病がある方が多いこと、食事制限などによる低栄養、そして老廃物や有害物質が体外に排泄されなくなると、体内が酸性に傾き免疫力が低下します。

秋野　となると、**感染症も心配**ですね。

中元　穿刺部から細菌が侵入して起こるシャント感染や、腹膜透析の場合もカテーテル挿入部で起こる出口部感染、さらに腹膜炎には注意が必要です。また、尿量が低下またはなくなることによる尿路感染などがあります。肺炎や結核にも注意しなければなりません。予防は、栄養を十分摂ることや、シャント部は常に清潔を保つこと、手洗い、うがい、マスクの着用などの防止策も必要です。

腹膜透析の合併症

秋野　腹膜透析の合併症には、どのようなものがありますか。

中元　腹膜透析の問題点は、自分の生体膜である腹膜を透析膜として使用します。そのために**長期の透析を行うことで、生体膜である腹膜が劣化してしまう**ことが指摘されています。顕微鏡でみると腹膜が厚く硬くなっていることから腹膜肥厚、腹膜硬化と呼ばれています。

腹膜劣化が起こると水分の除去が悪くなり、除水不全の原因になります。十分に水が除去できない結果、体液過剰となり、肺に水が溜まる肺水腫やむくみの原因となります。そのために腹膜透析が継続できなくなる場合もあります。

また透析不足になる場合もあるため、水分除去が良好な透析液へ変更する（イコデキストリン透析液）、機械を用いて夜間に透析液を頻回に交換する（APD）、あるいは血液透析を週に1回行う併用療法に変更するなどの方法があります（PD＋HD併用療法）。あるいは、血液透析に全面的に変更する場合もあります。

そのほかに腹膜透析の最も重篤な合併症として、**被囊性腹膜硬化症（EPS）**が知ら

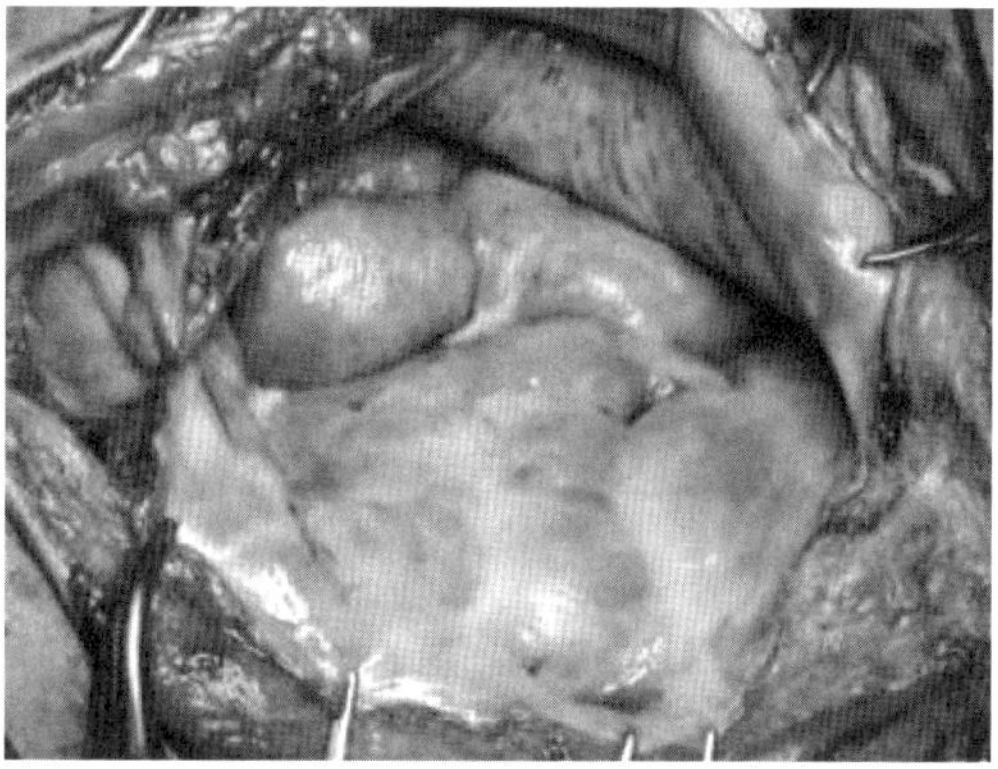

被嚢性腹膜硬化症(EPS)で被嚢化された腸管

れています。EPSは、以前は腹膜透析の最終合併症といわれ、その予後はきわめて不良とされてきました。腹膜劣化が原因で、変性した腹膜が癒着して腸管を覆ってしまいます。そのために腸閉塞症状が出現し、食事の摂取が困難になります。重篤な症例では死亡することもあります。

秋野　診断はどのようにつけるのでしょうか。

中元　開腹した図をお示ししましょう。被嚢化された腸管を確認してください。その表面が強固な白色の被膜によって覆われているのがわかりますか。この被膜の成分はフィブリンであり、劣化した腹膜内に増生した毛細血管から染み出し表面を強固に覆うものです。

発症当初は被膜が薄いため症状は現れません

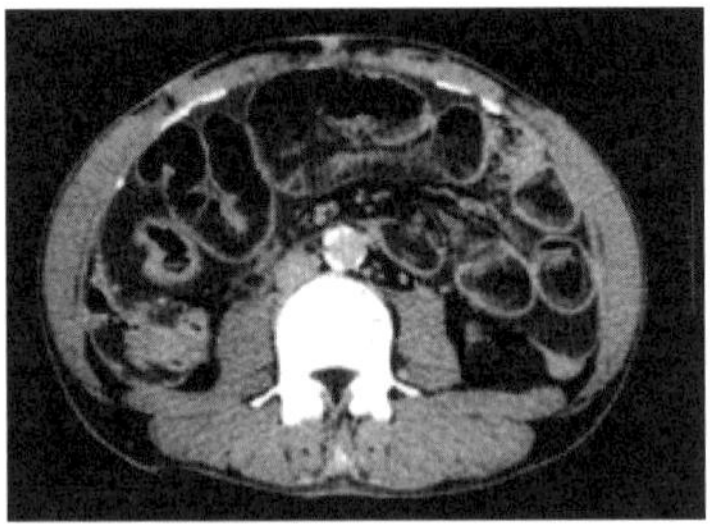

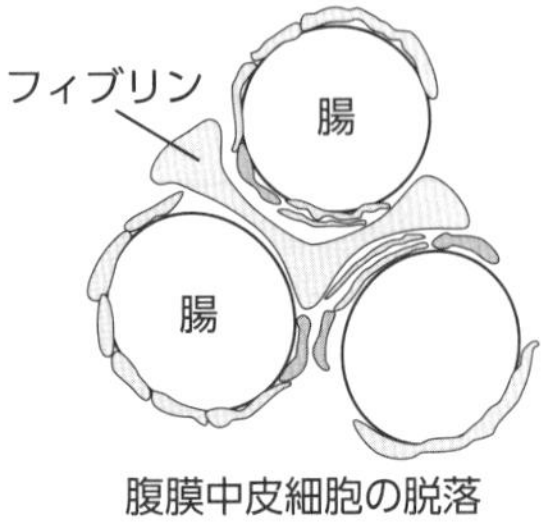

被嚢性腹膜硬化症（EPS）のCT像と模式図

が、時間とともに被膜が厚くなり癒着が進行して腸閉塞を起こします。

秋野　これは小腸を覆っているのでしょうか。

中元　多くは小腸を締めつけることから徐々に閉塞症状が進行します。模式図もご覧ください。腹部ＣＴにて被膜により隔壁化された腸管や腹水を認めます。さらにＣＴでは白くみえる腹膜の石灰化がわかりますか。石灰化は劣化した腹膜と被膜の間にみられますが、腹膜劣化の危険性を示すサインだといわれています。

秋野　症状としてはいかがでしょう。

中元　腸閉塞症状として嘔吐や腹痛などの消化器症状、そして、それに伴う局所あるいは全身の炎症反応、貧血、低栄養状態が出現します。

秋野　**ＥＰＳを発症した場合の治療法**はいかがでしょうか。

中元　**禁食と補液による栄養管理が第一**です。腸閉塞症状が改善すれば、消化のよい食事を再開します。薬剤としてステロイドが第一選択とされていますが、ステロイドの効果がみられるのは腹腔内に炎症所見が存在するときのみで、時期を逸した場合には投与しても無効な場合が多いようです。ステロイドは副作用もあるため、慎重な使用が必要です。

秋野　内科的に改善しない場合にはどうなりますか。

中元　腸閉塞を解除するために腸管の癒着を剝離する手術が行われます。

秋野　何よりも**EPSを発症する前に、適切な時期に血液透析に移行することが重要**だと思いますが、腹膜透析を開始してからどれくらいでEPSを起こすことになりますか。

中元　以前の酸性透析液が使用されていた頃のデータでは腹膜透析の開始から5年で0・7％の人に、8年で2・7％の人に、10年以上では7・1％の人に出現したことが報告されています。しかし2000年以前には酸性の透析液が使われており、また4％前後のブドウ糖濃度も高い透析液が使われていました。したがって生体に対する侵襲性が高い透析液だったわけです。

２０００年以降日本では、すべての透析液が中性化されました。また４％前後の高濃度のブドウ糖液は原則使われなくなりました。そのために生体に対する侵襲はきわめて少なくなりました。
最近行われた検討では、ＥＰＳの発症頻度は急激に減少しており、その予後も以前に比べて良好になっています。ＥＰＳの発症しやすい患者は、腹膜劣化を起こしている患者です。そのためにも**腹膜平衡試験（PET）**という腹膜の状態を把握する試験を定期的に行い、腹膜の状態を把握することが重要です。長期に腹膜透析を行えば腹膜は劣化しやすいため、５年以上の腹膜透析患者ではＰＥＴを定期的に行う必要があります。

秋野　長期間の腹膜透析がＥＰＳのリスクということになりますか。

中元　長期に腹膜透析を行うことは、当然腹膜劣化の危険性が高まります。しかし強調しておきたいことは２０００年以降は透析液が改善したため、**腹膜透析液の生体適合性は圧倒的に改善しています**。また重要なことは、ＥＰＳは細菌性腹膜炎を何回か起こした人に起こりやすいということです。腹膜炎を発症させないことは何より重要です。

秋野　管理が重要だということですね。腹膜の評価についてはいかがでしょう。

中元　先ほどから強調しているように、**定期的にPETを用いて腹膜透過性が亢進していないか評価する**ことが重要です。

腹膜の劣化

秋野　腹膜の劣化についてお伺いしておきましょう。

中元　前章で腹膜は中皮細胞、間質、毛細血管から構成されていると説明しました。腹膜劣化とは、中皮細胞が剝離し、間質では線維成分が増えて腹膜が肥厚し、血管内腔の閉塞や狭窄を引き起こした状態です。

秋野　腹膜透過性は毛細血管内皮層で制御され、クレアチニンや血中尿素窒素などの小分子物質は血管内皮の面積に比例するかたちで、血漿タンパク質などの中・大分子物質は毛細血管内皮細胞の結合性などにより制御されていることを教えていただきました。

中元　ですから、血管内皮細胞が傷害されたり血管新生により腹膜透過性が亢進することになりますので、腹膜の評価が重要です。それ以外には適切な透析液の使用や高ブドウ糖分解産物（ＧＤＰ）透析液の使用を減らしてください。

秋野　酸性・ブドウ糖負荷量を減少させる意義についてもう少し教えてください。

中元　これまでは高ＧＤＰ透析液が血管内皮細胞や中皮細胞に強い傷害を与え、ブドウ糖液そのもので治癒機転が遷延化し、間質の線維化が進行し、以後の腹膜機能に大きな影響を与え、結果として被嚢性腹膜硬化症（ＥＰＳ）などの合併症を引き起こしていたのです。最近の中性・低ＧＤＰ透析液は中皮細胞や内皮細胞を保護することが知られています。

秋野　ＥＰＳのほかに、特徴的な合併症はありますか。

中元　**EPSの原因ともなりうる細菌性腹膜炎**はもう1つの重要な合併症です。細菌性腹膜炎は、透析液交換時のミスや出口部からの感染、カテーテルの破損や接続部の緩み、憩室炎や虫垂炎に伴う患者さん自身の腸から腹腔内への細菌の侵入などが原因となって発症します。排液が濁って、発熱、腹痛、悪心、吐き気、下痢、便秘などの症状が現れたときには腹膜炎を疑います。

腹膜炎の可能性がある場合には、必ず医療施設を受診してください。多くの場合はきちんと抗生物質を投与することで改善します。一番重要なことは腹膜炎にかからないよう、きちんと予防することです。
予防の第一は**バッグ交換を清潔に行う**ことで、バッグ交換時には十分な手洗いやマスクを着用するなど清潔操作に努めること、バッグ交換の部屋はこまめに掃除をして、清潔な環境を整えることが大事です。
また、カテーテル関連の合併症として、カテーテル出口部から皮下トンネルに細菌感染を起こすと腹膜炎になることもあります。出口部の汚染や、カテーテルが正しく固定されていないこと、テープや消毒液などによるかぶれ、掻き傷、切り傷などが挙げられます。
出口部の異常がないかを毎日観察して、カテーテルケアを指導された方法で行うこと、出口部に負担がかからないように、カテーテルを確実に固定すること、テープや消毒薬は極力、皮膚に刺激を与えないものを使用することなどが大切です。
秋野　その他の合併症として重要なものはありますか。
中元　よくみられる合併症として**注液・排液不良**があります。注液・排液不良の原因には、カテーテルの位置異常や閉塞など、カテーテルの機能の異常、透析液の皮下への漏出、腹膜透過性の変化などが挙げられます。

秋野　**腹膜透過性の変化**とは、具体的にはどういうものがありますか。

中元　細菌性腹膜炎を起こすと、一時的に透過性が亢進します。そのため腹膜炎を合併したときには除水不良となります。先ほどお話ししたように腹膜劣化によっても、透過性が亢進します。腹膜の透過性が亢進すると、除水不良の原因となります。腹膜透析では腹膜劣化を把握するために定期的に腹膜平衡試験（ＰＥＴ）を行うことが必要です。そして、**適切な時期に血液透析へ移行することが、とても重要**なのです。

腎移植の合併症

秋野　腎移植の合併症には、どのようなものがありますか。

中元　１つには、「拒絶反応」が挙げられます。体内に異物が侵入してきたときに排除しようとする仕組みが免疫ですが、この免疫システムが移植された他人の腎臓を攻撃し、取り除こうとするわけです。

秋野　ドナーの腎臓は、レシピエントの体にとっては異物に当たります。

中元　拒絶反応には、移植後３カ月以内に起こる「急性拒絶反応」と、それ以降に起こる「慢性拒絶反応」があります。

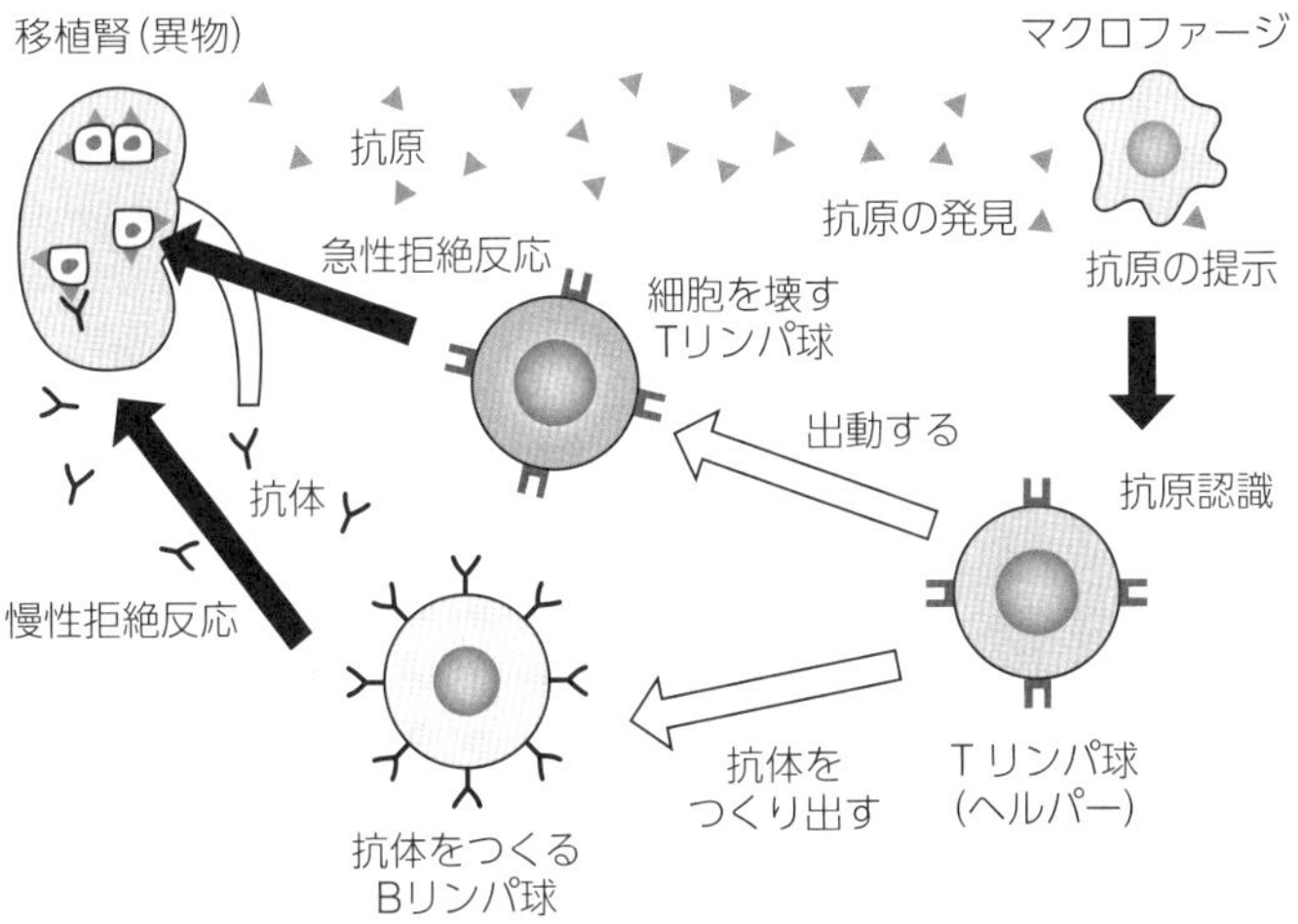

移植腎に対する拒絶反応

急性拒絶反応は、急に移植腎の働きが悪くなりますが、免疫抑制剤がきわめて有効で、発見が早ければほとんどの場合、改善されます。

一方、**慢性拒絶反応**は徐々に起こり、残念ですが免疫抑制剤はあまり有効ではありません。この場合は、血圧のコントロール、貧血の改善、タンパク尿を減らすなど、できるだけ腎臓の働きを保つ治療を行います。

秋野　同じ拒絶反応なのに、どうして薬剤の効果が異なるのですか。

中元　それは細胞傷害性Tリンパ球がかかわる急性拒絶反応と、Bリンパ球がつくる抗体がかかわる慢性拒絶反応

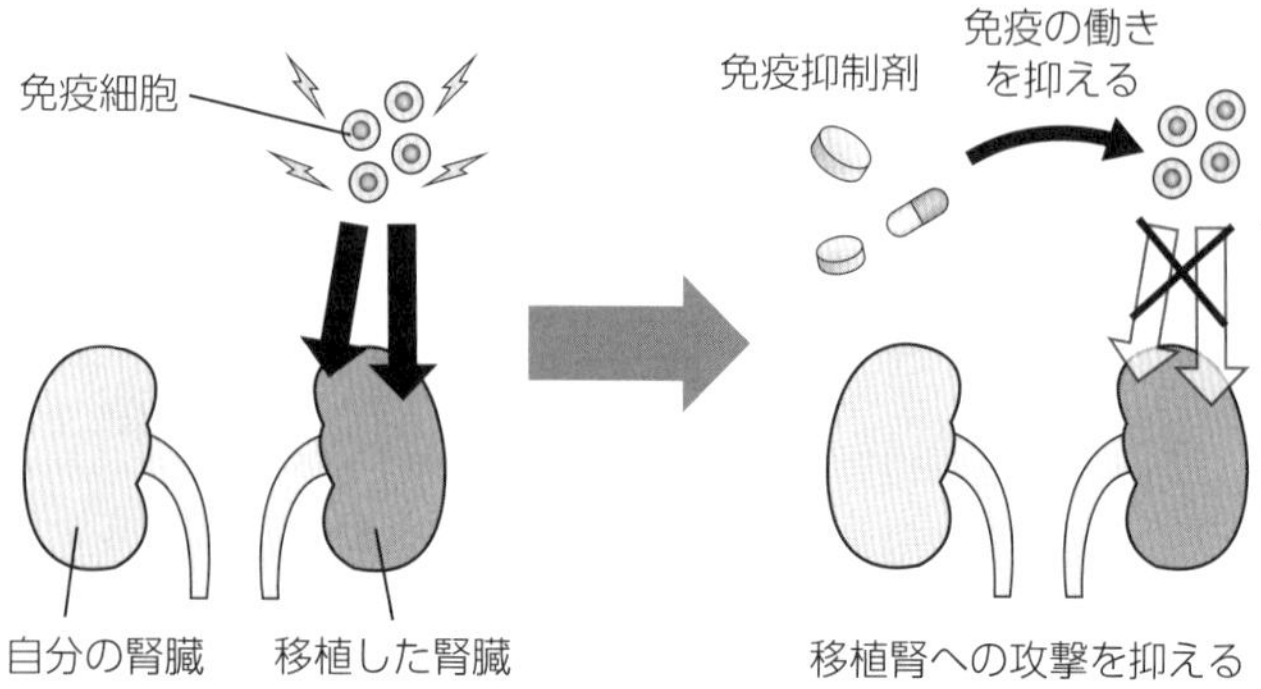

免疫抑制剤の働き

の違いです。
抗体は移植腎の血管に取りつき、これを破壊しますので、免疫抑制剤の増量だけでは不十分であり、血漿交換により抗体を除去するなどの治療が追加されますが、それでも改善しない場合があります。

秋野　**拒絶反応は移植腎を失う最も多い原因の1つ**といいますから、注意が必要ですね。

中元　ほかに注意しなければいけないのは、**感染症**ですね。拒絶反応が起きないように、腎移植の患者さんは免疫抑制療法を受けますから、様々な感染症を起こす可能性があります。特に導入期は、免疫抑制を強く行いますから、肺炎その他の感染症にかかりやすく、重症化するリスクも高いといえます。感染症の多くは、抗生物質や抗ウイ

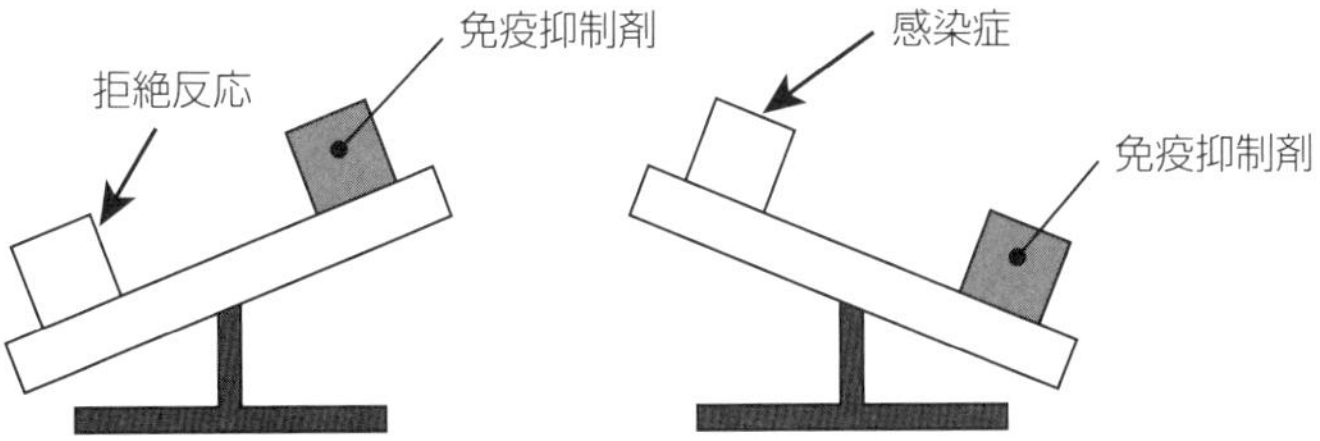

適量な免疫抑制剤の重要性

ルス薬などを投与することによって回復しますが、ケースによっては免疫抑制剤を減量することもあります。

また、免疫抑制剤の副作用から、病気や障害が起きることもあります。例えば、シクロスポリンやタクロリムスといった免疫抑制剤は、腎障害、高血圧、高脂血症、糖尿病などに関係し、ステロイドは、満月様顔貌、にきび、白内障、緑内障、高血圧、高脂血症、糖尿病、消化性潰瘍、大腿骨頭壊死などに、アザチオプリンなどの薬は、肝障害や骨髄抑制による白血球減少などに関係します。

これらの合併症は放置すると危険なものもありますが、ほとんどは適切な処置や治療でコントロールまたは完治することができます。

腎障害患者が活用できる社会制度

中元　ここからは、透析患者が活用できる医療や障害にかかわる制度について話し合っていきたいと思います。
まず、透析患者の高額な治療費に対する自己負担額が引き下げられて**経済的負担が軽減**されていることは本当にありがたく思っています。

秋野　直近のデータとして第16回透析医療費実態調査報告より、２０１２年６月診療分において人工透析が含まれる外来レセプトの平均請求点数に10円を掛け合わせますと、外来血液透析で月に約40万円、腹膜透析では30万～40万円程度かかっているということになります。
これには、人工透析以外の治療に要した費用も含まれます。そこで、国は高額長期疾《しっ》病《ぺい》（以下、特定疾病）にかかわる高額療養費の特例を定めました。

中元　確か１９８４年のことだったと思います。

秋野　はい。１９８４年の健康保険法改正で被保険者本人の定率負担（１割）が導入された際に、国会審議を踏まえて創設されたものです。
現状では**特定疾病として要件を満たす疾病**は、①人工腎臓を実施する慢性腎不全、②血漿分画製剤を投与している先天性血液凝固第Ⅷ因子障害および先天性血液凝固第Ⅸ因子障害、③抗ウイルス剤を投与している後天性免疫不全症候群（エイズ）となっていますが、いずれも著しく高額な治療を長期（ほとんど一生の間）にわたって必要とする疾病にかかった患者について、自己負担限度額を通常の場合より引き下げ、1万円とすることにより、医療費の自己負担の軽減を図るとしたものです。限度額を超える分は高額療養費が現物給付で支給されることになります。なお、慢性腎不全は70歳未満の上位所得者については2万円となります。

中元　現物給付について説明いただきましょう。

秋野　はい。**現物給付**とは医療機関の受診時に保険証を提示することで、一定割合の支払いのみで診察や治療などの医療行為を受けられる給付のことです。参考までに現金給付とは、例えば海外療養費など現物給付をするのが難しく、立て替え払いをしたときなどに現金で支給される給付のことをいいます。

中元　上位所得者についてご説明ください。

秋野　**上位所得者**については、国民健康保険の被保険者で基礎控除後の所得金額が600万円を超える方、健康保険において療養のあった月の標準報酬月額が53万円以上の被保険者または被扶養者の場合は、自己負担金の上限が2万円となります。

また、この**上限金額**は、基本的には、通院、入院、薬局をそれぞれ別に計算するので、透析の通院治療以外に入院をして、さらに投薬治療を行った場合、3万円を支払うことになります。入院時の食事代は療養費に含めませんから、自己負担ということになります。

中元　**手続き**についてご説明ください。

秋野　各保険制度で「特定疾病療養受療証」交付の手続きをお願いします。国民健康保険、後期高齢者医療の場合は各市区町村役場の担当課に、協会けんぽの加入者は全国健康保険協会の各都道府県支部に、なお船員保険の場合は船員保険部に、その他の健康保険の場合も加入する保険者に申請してください。

中元　申請に必要なものは何ですか。

秋野　被保険者証、印鑑以外に所定の様式に医師の意見を記載していただいた申請書をお持ちください。

中元　次は**障害者施策**についてお伺いしましょう。

秋野　まずかつての18歳以上を対象とした「更生医療」および18歳未満の児童を対象とした「育成医療」が２００６年4月の障害者自立支援法の成立により一元化された「自立支援医療」が挙げられます。

自立支援医療の対象者、自己負担の概要

←一定所得以下→			←中間所得層→		←一定所得以上→
←生活保護世帯→	市町村民税非課税 ←本人収入≦80万→	市町村民税非課税 ←本人収入＞80万→	←市町村民税＜3万3千（所得税）→	←3万3千≦市町村民税＜23万5千（所得税）→	（23万5千≦市町村民税（所得割））
生活保護 負担0円	低所得1 負担上限額 2,500円	低所得2 負担上限額 5,000円	中間所得層 負担上限額：医療保険の自己負担限度額		一定所得以上 公費負担の対象外（医療保険の負担割合・負担限度額）
			育成医療の経過措置 **負担上限額** **5,000円**	**負担上限額** **10,000円**	
			重度かつ継続（※） 中間所得層1 負担上限額 5,000円	中間所得層2 負担上限額 10,000円	一定所得以上 （経過措置） 負担上限額 20,000円

障害者・児の身体的障害を軽減させる目的で受ける医療費について、血液透析や連続携行式腹膜透析（CAPD）を受けた場合の自己負担分を国の制度で助成します。世帯の所得により自己負担があります。助成を受けるには、更生医療については身体障害者手帳の交付を受けていることが必要です。また、治療を受ける医療機関が指定自立支援医療機関の指定を受けていることが必要です。

中元　自立支援医療を用いた場合の負担についてご説明ください。

秋野　**自立支援医療**については原則1割負担となりますが、表のように低所得者と「重度かつ継続」として長期に治療が必要な透析や移植後の抗免疫療法を受けた方に関しては一定の軽減措置がされています。また、育成医療の中間所得層の方と「重度かつ継続」また一定所得以上の方については、減額される経過措置が2018年4月よりさらに3年間延長されました。

中元　それぞれの背景を知っていただくためにもご説明をいただきましょうか。

秋野　**更生医療**については、身体障害者福祉法第4条に規定する身体障害者で、その障害を除去・軽減する手術などの治療によって確実に効果が期待できるものに対して提供される、更生のために必要な自立支援医療費の支給を行うものです。腎臓病に対する更生医療の給付について、腎臓の機能に障害を有する身体障害者に対しては、1972年より更生医療の給付を人工透析療法に限って適用してきましたが、1980年から新たに腎移植も追加されました。

育成医療については、児童福祉法第4条第2項に規定する障害児で、その身体障害を除去、軽減する手術などの治療によって確実に効果が期待できる者に対して提供される、生活の能力を得るために必要な自立支援医療費の支給を行うものです。なお、更生医療も育成医療も2006年から障害者自立支援法に基づく自立支援医療として実施されています。

中元　ほかに、**重度心身障害者医療費助成制度**もありますね。

慢性腎機能障害の障害者等級(更正医療)

級別	腎臓機能障害	CrCl/sCr
1級	腎臓の機能の障害により自己の身辺の日常生活が極度に制限されるもの	<10/≧8
2級	該当なし	該当なし
3級	腎機能の障害により家庭内での日常生活活動が著しく制限されるもの	10〜20/5〜8
4級	腎機能の障害により社会での日常生活活動が著しく制限されるもの	20〜30/3〜5

CrCl:クレアチニンクリアランス(mL/分)、sCr:血清クレアチニン(mg/dL)

秋野　これは身体障害者手帳1、2級(一部の県では3級まで)の障害者が医療を受けた場合に、医療保険や自立支援医療などの自己負担分に対して、各都道府県や市区町村が独自の制度として助成を行うものです。自治体によって、名称、所得制限の有無、助成対象、一部負担金が異なりますので、よくご確認ください。入院時食事療養費(食事代)の自己負担分を助成する自治体もあります。一方で65歳以上75歳未満で後期高齢者医療制度に加入していない患者に対して、助成に一部制限を行ったり、助成の対象としない自治体もあります。

中元　人工透析を受けている場合、身体障害者手帳を申請すると、ほぼ「身体障害者1級」に認定されているようですが。

秋野　人工透析によって第1級障害に認定されたなら

ば、人工透析以外の病気で医療機関を受診した場合の医療費、処方箋によって処方される薬も、装具などの福祉機器も無料で交付を受けられますが、障害施策としての医療費の助成は、地方自治体によって行われていますので、自治体ごとの判断で年齢制限や所得制限などがある場合もあります。

中元　手続きはどうすればいいですか。

秋野　市区町村の障害者福祉課に身体障害者手帳などを提示して申請をお願いします。

中元　**障害年金**はいかがでしょう。

秋野　障害年金の等級は身体障害者手帳の等級とはまた別で、人工透析を受けている患者さんは基本的に２級の障害等級に分類されます。

中元　身体障害者手帳の等級と異なるのですね。

秋野　障害年金は公的年金から支給されるもので、病気やけがで初めて医師などの診療を受けた日（初診日）に国民年金に加入していた場合には「障害基礎年金」、厚生年金に加入していた場合には「障害基礎年金」に加えて「障害厚生年金」が支払われます。なお、障害基礎年金の金額は等級によって定められていて、１級が年額97万４１２５円、２級が年額77万９３００円です。また、障害年金を受給するためには、保険料の納付要件など一定の要件を満たすことが必要です。

中元　いつから障害年金を受けることができますか。

秋野　障害認定日（障害の状態を認定する日のことで、その障害の原因となった病気やけがについての初診日から1年6カ月を過ぎた日、または1年6カ月以内にその病気やけがが治った場合〈病状が固定した場合〉はその日をいう）に法令で定める障害の状態にあるときは障害認定日の翌月から年金を受給できます。

中元　腎移植手術を受ける際の合併症については前に触れました。最後に医療費について話しておきましょう。手術、検査、入院、薬剤などの費用も合わせて、移植した月で400万～500万円程度です。まず前提として健康保険が適用されますから、まず、患者さんの自己負担は1～3割となります。

秋野　そのうえで身体障害者手帳1級を取得し透析療法を受けている方については、自立支援医療と重度心身障害者医療費助成制度を利用することができますから、先ほど申し上げたようにさらに負担を軽減することができます。ここで、先行的腎移植の場合は、移植前に身体障害者手帳を取得した方については、自立支援医療の適応となり医療費が助成されます。また、身体障害者手帳の等級に応じて、重度心身障害者医療費助成制度を利用することができる場合があります。

そのほかに保険で賄《まかな》えない入院時の食事費用や室料、診断書などの書類にかかる費用は、別途負担となります。

移植後は必要に応じて身体障害者手帳の再認定をお願いします。

また、ドナーの医療費は移植に関するものに限り移植後6カ月までレシピエントの保険で賄われます。

特定検診と特定保健指導について

中元　本章の最後に、このたび、平成30年度から35年度を計画期間とする第三期特定検診・保健指導の見直しにあたり、特定健診と保健指導の説明紙に人工透析が盛り込まれましたので、一言だけ触れておきたいと思います。
秋野　特定検診は死因の約6割を占める生活習慣病の予防のために、40歳から74歳までの方を対象に、メタボリックシンドローム、すなわち内臓脂肪型肥満に着目したものです。また、特定保健指導とは特定健診の結果から、生活習慣病の発症リスクが高く、生活習慣の改善による予防効果が期待できる方に、保健師や管理栄養士などの専門スタッフが生活習慣を見直すサポートをするものです。

中元　検診を受ける方の生活習慣や健康の具合のレベルを川の流れで例えて説明する際に用いる紙が、秋野さんが国に働きかけたことにより、次ページの図のように修正されたと報道で知りました。最重症のレベル5に失明、人工透析、下肢切断が、レベル4に糖尿病の合併症（腎症、網膜症など）と下肢末梢動脈疾患が新たに位置づけられています。

秋野　厚生労働省が生活習慣病の発症のイメージをあらわしたものであり、今後は全国の現場でこの紙を用いて説明が行われることになります。

中元　人工透析が最重度に位置づけられたということはレベル5の状態にしてはならないというメッセージであり、今後、最重度に人工透析を位置づけて説明がなされることで、腎疾患のリスクを身近なものとして捉えるきっかけにつながると思います。ぜひ、生活習慣病の予防・早期発見のためにも積極的な受検をお勧めします。

秋野　高齢者の医療の確保に関する法律に、保険者が40歳以上の加入者に特定健康診査を行うことが義務づけられています。国民健康保険に加入されている方は市区町村に、被用者保険に加入している方はそれぞれ加入する保険者に問い合わせてください。

運動・食事・喫煙などに関する**不適切な生活習慣が引き金**となり、**肥満、脂質異常、血糖高値、血圧高値**から起こる**虚血性心疾患、脳血管疾患、糖尿病**等の発症・重症化を予防するためには、**重症化に至っていく前の段階**で、**本人自らが健康状態を自覚**し、**生活習慣改善の必要性を理解した上で実践**につなげられるよう、保険者が健診結果により**リスクが高い者を的確なタイミングで選定**し、**専門職が個別に介入する必要**がある。こうした**国民の健康保持・増進と医療費適正化**の観点から、保険者は、法律に基づき、**特定健診・保健指導**を実施し、その結果を国に報告することが義務付けられている

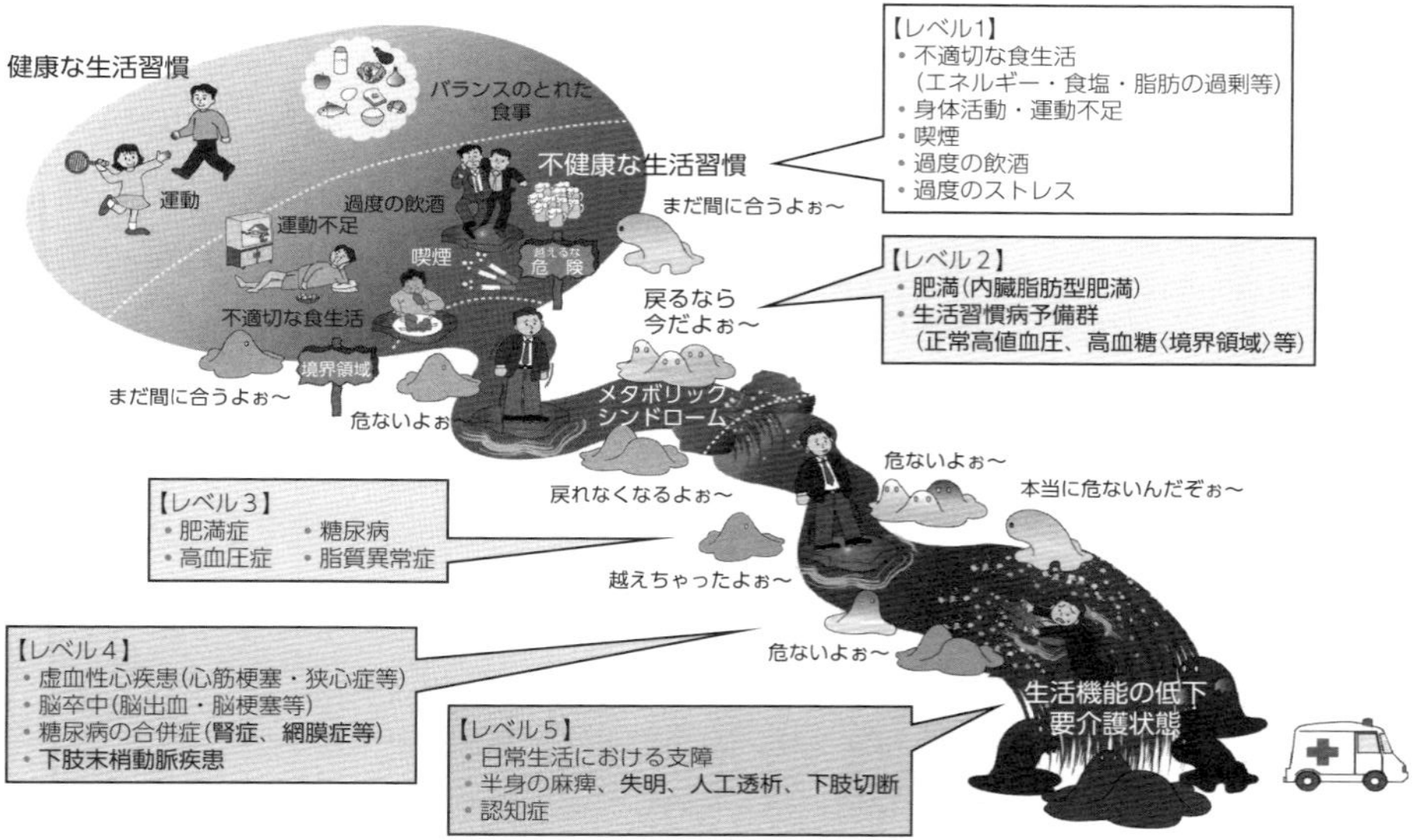

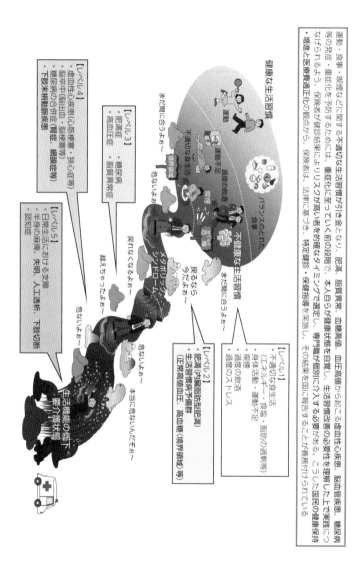

5章

これからの腎代替療法

透析患者の妊娠・出産

秋野　透析を受けながら妊娠・出産を望むご意見もあります。

中元　透析の質の向上により患者のＱＯＬ（生活の質）も向上しており、そのようなご意見が増えていることに私たちも向き合ってきました。もともと透析患者には、例えば老廃物などの毒素により卵巣機能が低下して無排卵または排卵の回数が減少し、妊娠率もきわめて低い状態にありました。

秋野　排卵がなくなることもあるならば、生理があっても排卵しているかどうかの検査も必要ですね。

中元　はい。この点については基礎体温にて低温期と高温期を確認していただくことでだいたいのことはわかります。なお、透析中の患者では、妊娠していなくても体細胞で少量産生されたヒト絨毛性ゴナドトロピンにより、妊娠反応が陽性となることがあるので、妊娠診断は慎重に行います。

秋野　受精や着床についてはいかがでしょう。

中元　受精についてはわかりにくいのですが、腎機能によって着床しにくいとする報

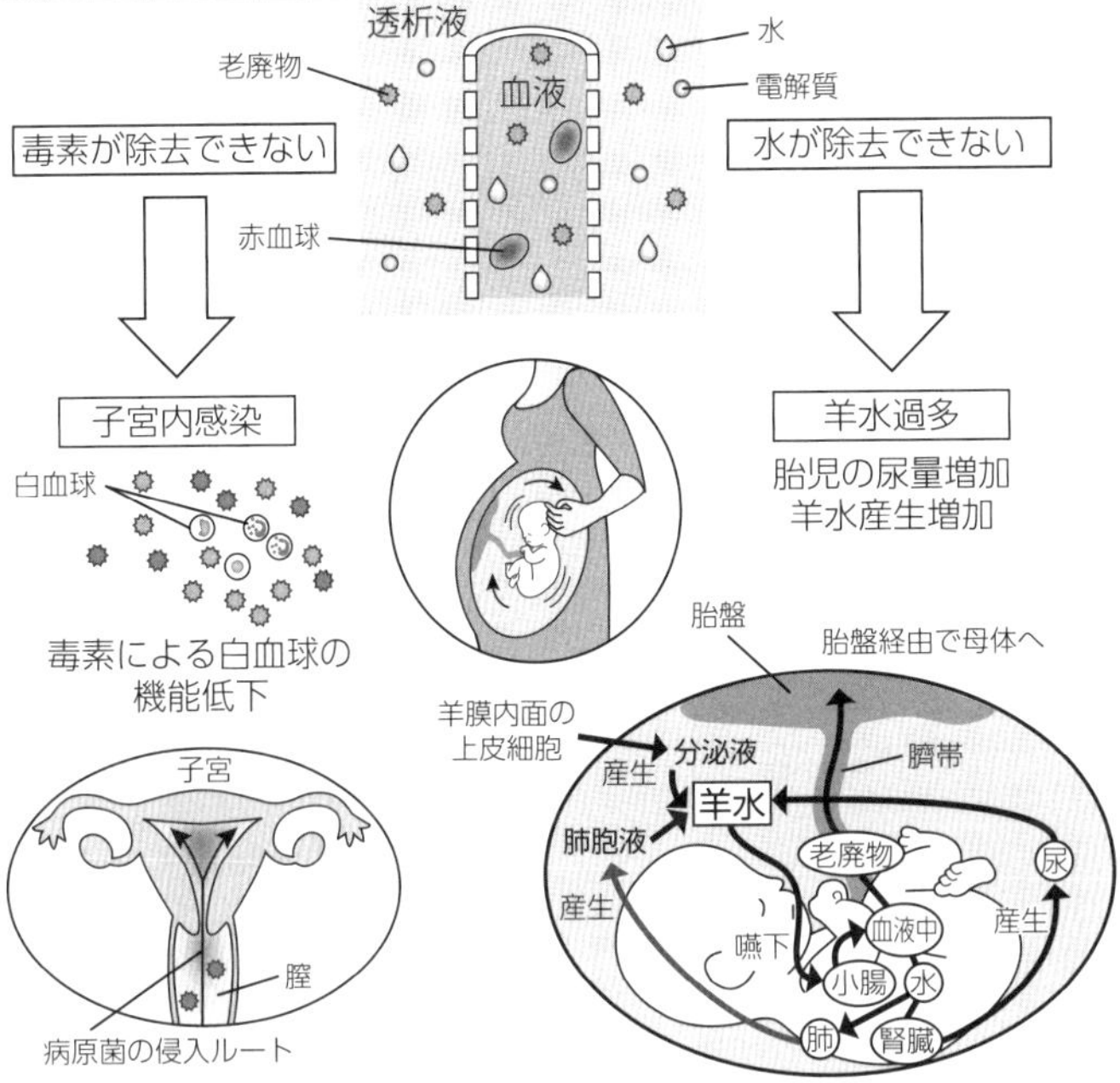

透析患者の妊娠

告はなかったようです。しかしながら、仮に妊娠できても流早産の経過を辿ることが少なくなかったのです。

秋野　透析により排除できない水や老廃物などの毒素の課題があったのですね。

中元　はい。妊娠できたとしても、例えば毒素により白血球の機能が低下して子宮内感染を起こしやすいこと、排除できない水分が多くなると羊水過多を起こしやすいことなどの問題があり、透析の質の課題はいつもついてまわるのです。

秋野　**妊娠中だからこそ質の高い透析をしっかり受けていただくということがとても重要**となるのですね。そもそも透析を受ける患者さんにとっては、妊娠するだけでも主に血漿成分の増加により循環する血液量は増加しますね。

中元　はい。**妊娠中の体の変化も含めて透析を受けていない方でも、妊娠・出産はリスクを伴う**ということを認識しておくことは重要です。そのうえで、妊娠糖尿病や妊娠高血圧症候群といった妊娠に伴う合併症の中には命にかかわり厳重な管理が必要となる場合もあるのです。

秋野　そこに透析医療に伴う課題があるのですね。

中元　はい。先ほど申し上げたように、近年では透析療法の進歩により十分な透析を行うことが可能となったこと、またエリスロポエチン製剤投与による貧血の改善により、**透析患者の分娩報告は増加**しています。しかしながら、先ほどご説明した水の除去も、老廃物などの毒素についても完全に除去できるようになったわけではありません。

そもそも透析下における妊娠・出産については、母体死亡の報告がないわけではなく、生命に危険が及ぶような合併症の発生も決して少なくありません。流産、死産、新生児死亡の割合も決して低くなく、早産が多いといったリスクを伴うものであることをよく理解していただく必要があります。

秋野　決して透析患者の妊娠・出産について楽観視してはならず、より厳重な管理が必要となるということですね。丁寧な説明が必要なところです。

中元　はい。除去できなかった水も毒素も、母体にも胎児にも影響を与えるものと認識する必要があります。そもそも中等度以上の腎機能障害がある妊婦の場合には、先ほど申し上げたとおりに老廃物などの毒素の影響による初期流産や子宮内胎児発育遅延、早産が、母体にあっても妊娠中毒症などの発症頻度が増加しますので、胎児・母体の厳重な周産期管理が必要となります。さらに妊娠によりもともとある腎臓病が増悪することもあり、産褥以降の経過観察も必要です。

したがって、透析を行っていない腎臓病患者さんでも妊娠には注意が必要です。妊娠を契機に腎障害が悪化し、透析が必要になることが多々あるからです。

また透析を行っている患者さんでの妊娠・出産希望の場合には、よりいっそうの注意が必要です。**薬剤使用でもレニン・アンジオテンシン阻害薬のように催奇形性が報告**

されている薬は使用しない、また**β遮断薬のように胎盤血流量減少を起こす可能性のある薬は使用しない**、などです。

繰り返しになりますが、**透析を行っている妊婦さんでは十分な透析が必要**です。胎児が腎不全の環境下にあるため、発育不全が起こりやすいからです。また胎盤血流を落とさないために体液量の管理には厳重な注意が必要です。

腹膜透析患者さんが妊娠した場合には早期に血液透析に変更して、十分な透析を行うことが必要です。また**透析患者さんでは妊娠に気づくことが遅れがちなので、可能性があれば妊娠をチェックすることが重要**です。

秋野　腎移植を行うと妊娠や出産はしやすくなると考えていいですか。

中元　それはそのとおりです。**腎移植後に妊娠される方の割合は増加**しています。よって腎移植を行ってから妊娠・出産を計画するのも1つの選択肢ですが、あくまでも移植腎が安定してからのお話です。

秋野　どのようなフォローアップが必要なのでしょうか。

中元　妊娠することにより拒絶反応が惹起されることがあります。また免疫抑制剤の中には催奇形性を起こしうるものがありますので、処方変更が必要となります。授乳においても留意が必要です。

秋野　妊娠・出産を希望される方は、腎代替療法の選択の際にもどうかよく相談していただきたいと思います。

CKD、透析患者の食生活について

秋野　透析患者と慢性腎臓病（CKD）患者の食事療法について中元理事長にお伺いしていきます。まず、摂取の際に気をつけるものはなんでしょう。

中元　腎機能が低下すると尿中に排泄できずに体内に溜まり影響が出るものとして、タンパク質、ナトリウム、カリウムを挙げましょう。

秋野　タンパク質を排泄できないと、老廃物が溜まるということでしょうか。

中元　そうです。タンパク質は摂取後にアミノ酸に分解されて体を構成する大切なものですが、タンパク質の燃えかすである血中尿素窒素などの老廃物が尿中に排泄されます。腎機能が低下すると老廃物が蓄積して尿毒症となりやすいので、老廃物自体がさらなる腎機能の低下を招くことになります。

秋野　**低タンパク食を摂る**ことになりますか？

中元　そうです。しかし粗食ということではありません。エネルギー量をしっかりと確保していただくことが重要なのです。

秋野　**タンパク質を制限して、代わりに炭水化物や脂質でカロリーを補う**ということでしょうか。

中元　はい。そういうことになるのですが、お米やパン、野菜にもタンパク質が含まれています。

秋野　タンパク質を含まない食材となりますと。

中元　それも難しいので、例えば肉であれば脂の多い部分を選ぶといったことになります。効率よくエネルギーに変わる油脂やマヨネーズや砂糖を活用するのも方法の１つです。

秋野　エネルギーが不足すると、どうなりますか。

中元　みずからの筋肉などに含まれるタンパク質を分解してエネルギーの不足を補おうとしますので、結果として血中の老廃物は増えて、腎臓の負担も増えることになります。

秋野　タンパク質の摂取を控えているのに、エネルギーが不足しているとその効果が

タンパク質、食塩、カリウムの摂取量の基準

ステージ（GFR）	タンパク質（g/kgBW/日）	食塩（g/日）	カリウム（mg/日）
ステージ1（GFR≧90）	過剰な摂取をしない	3以上6未満	制限なし
ステージ2（GFR 60～89）			
ステージ3a（GFR 45～59）	0.8～1.0		
ステージ3b（GFR 30～44）	0.6～0.8		2,000以下
ステージ4（GFR 15～29）			1,500以下
ステージ5（GFR＜15）			

上がらないのですね。

中元　また、みずからの筋肉が分解されて筋肉量が減少していくことによる問題も大きいのです。ですから、タンパク質の摂取を制限しながらも、エネルギーは不足することなく、必要量を十分に確保することは非常に重要なのです。

秋野　**タンパク質は制限するとしても必要**ということですね。

中元　はい。タンパク質の摂取量については、ＣＫＤのステージに応じて適正な量に制限する必要があります。表を示します。なお、タンパク質は同じ量でも良質のものを摂取するよう心掛けてください。タンパク質の質がよければ、効率よく体の構成成

タンパク質含有量の多い食品

水分が 40%以上				水分が 40%未満	
●シラス干し(半乾燥)	40.5	●カツオ(秋)	25.0	●ゼラチン	87.6
●イワシ(丸干し)	32.8	●サンマ(焼)	24.9	●フカヒレ	83.9
●イクラ	32.6	●アジ(干物)(焼)	24.6	●カツオ節	77.1
●筋子	30.5	●牛肉(ミノ)	24.5	●タタミイワシ	75.1
●牛肉(腱)	28.3	●マグロ(キハダ)	24.3	●スルメ	69.2
●タラコ(焼)	28.3	●イカ(焼)	24.1	●煮干し	64.5
●アジ(焼)	27.5	●クジラ(赤身)	24.1	●ビーフジャーキー	54.8
●ハマグリの佃煮	27.0	●タラコ(生)	24.0	●高野豆腐(乾燥)	49.4
●アユ(天然)(焼)	26.6	●生ハム(促成)	24.0		
●本マグロ(赤身)	26.4	●カモ	23.6		
●キャビア	26.2	●カマス(焼)	23.3		
●マグロ(ビンナガ)	26.0	●マカジキ	23.1		
●カツオ(春)	25.8	●タイ(焼)	23.1		
●イワシ(焼)	25.8	●シラス干し(微乾燥)	23.1		
●スモークサーモン	25.7	●鶏ササミ	23.0		
●生ハム(長期熟成)	25.7	●ウナギ(蒲焼)	23.0		

分となり、質が悪ければ老廃物となりやすく体内に蓄積されてしまいます。

秋野　タンパク質にも差があるのですね。もう少し詳しくお願いします。

中元　**良質なタンパク質とは、含まれるアミノ酸の中でも体内で合成できない必須アミノ酸がバランスよく含まれているもの**をいいます。

摂取されたタンパク質は分解されて20種類のアミノ酸となり、必要なところでタンパク質として再合成されるわけですが、アミノ酸の利用率が高いものほど良質なタンパク質ということになります。1種類の素材で摂るよりも、肉・魚・卵・乳製品などを組み合わせて選んでください。

秋野　ありがとうございます。次に、ナトリウムでは食塩摂取量に気をつけるということですね。

中元　はい。ナトリウムは細胞の浸透圧を調節する大切な役割を担っていますが、ナトリウムを排泄できずに血液中のナトリウム濃度が高くなると、ナトリウム濃度を下げるために血管内に水分が移動していきます。循環血液量が増えると、血圧が上がります。むくみ（浮腫）も起きやすくなります。また血液中のナトリウム濃度が上がると血漿浸透圧が上昇します。そうすると脳の渇中枢が刺激され、のどが渇いて、飲水が増加して悪循環に陥るのです。

秋野　カリウムについてはいかがでしょう。

中元　カリウムを例示した理由は、体内のカリウムが排泄されにくくなり、高カリウム血症になると、不整脈の中でも生命にかかわる不整脈を起こすことがあるからです。ただし、カリウムの排泄機能自体は腎機能がかなり悪化するまで維持されます。したがって透析前の患者さんが高カリウム血症になることは少ないです。

しかし、カリウムを多く含む野菜、果物を過剰に摂った場合や、薬の作用でカリウムが上がる場合があります。そのほかCKDの患者さんによく投与される血圧を下げる薬の一部に血中カリウム濃度を上げる薬があります。アンジオテンシン変換酵素（ACE）阻害薬やアンジオテンシンⅡ受容体拮抗薬（ARB）、さらにカリウム保持性の利尿薬などです。これらの薬を服用している患者さんでは注意が必要です。

秋野　それでは腎代替療法に移行した場合の食事についてお伺いしていきましょうか。

中元　透析を受けるようになっても原則は同じです。ただし、水分を摂りすぎると透析による除水量が増加して体に負担をかけます。特に**塩分を多く摂りすぎると、血液中の塩分濃度が上がり、水分を多く摂るようになります**。また、糖尿病の患者さんでも血糖が高くなるとのどが乾きます。これらはいずれも血液の浸透圧が上昇し脳の渇中枢が刺激され、口渇感が強くなるためです。したがって、塩分の摂取過多には注意が必要です。また**糖尿病の管理も重要**です。**特に透析の直後はのどが乾くため、飲水が過多となる場合が多く注意が必要**です。

秋野　前章にてご説明いただいたリンの摂取についてあらためてお伺いします。

中元　リンの摂取が多くなると、骨を構成するリン酸カルシウムが関節や筋肉に沈着するだけでなく、血管内に沈着して足病などの合併症を引き起こしますので気をつけましょう。ただしリンはタンパク質に含まれていますので、リンの摂取量を減らそうとして、タンパク質の摂取量を過度に減らすと、先ほど触れたように栄養状態だけでなく筋肉量の低下やそれに伴う問題が生じます。**良質なタンパク質に含まれる有機リンよりも、加工物や食品添加物などに含まれる無機リンの摂取を控えるほうがよい**と思います。なお、鶏豚牛肉はタンパク質のわりにはリンが少なく、乳製品はリンが多く含まれています。

このようにリンの摂取量について考えることはとても重要なのですが、秋野さんは2018年5月に参議院予算委員会にて、リンの含有量の表示やリンの含有量が少ない食品を規格化するなど、腎臓病などの重症化予防に資する食品表示制度を充実するよう国に質《ただ》してくれました。

秋野　そもそも食品表示法に基づいて、リンの含有量を表示することは、今でも任意で可能なのですが、福井照《てる》消費者担当大臣の答弁は、重症化予防が重要であるとの認識を示したうえで、「**特別用途食品制度**」といって患者などの健康の保持・回復に適するという特別の用途を表示をするために国の許可を取るものなのですが、例えば低リン食品を表示できるよう必要な書類を添えて要望した場合には、消費者庁において検討する仕組みが4月1日より整ったというものでした。

中元　よかったです。これから、「特別用途食品制度」のもとで患者のために低リンを表示する食品が世に出てくることを期待します。

さて、リンの値が長期にわたって高い場合、二次性副甲状腺機能亢進症という合併症に罹患する危険性があります。二次性副甲状腺機能亢進症を放置していると、骨が脆弱になり骨折の原因になります。また全身の血管が硬くなり心筋梗塞や脳梗塞、脳出血の危険性が高まります。そのため、血中リン濃度を下げる薬の服用も必要になります。

また、カリウムに関しても、透析患者さんでは注意が必要です。前述したように、カリウムを多く含む野菜や果物の過剰摂取は控えるべきです。高齢者の患者さんが好きな漬け物やお茶にもカリウムは多く含まれています。減塩醤油にもカリウムが多く含まれていますので、血中カリウム濃度の高い透析患者さんでは注意が必要です。

透析と終末期医療

中元　日本透析医学会理事長として、透析と延命治療について、語っておきたいと思います。

秋野　重い課題です。かつて生命を維持する人工呼吸器を外すことにより医師が殺人罪に問われたことがありました。その後2007年に厚生労働省が「終末期医療の決定プロセスに関するガイドライン」を策定し、終末期医療における医療行為の中止が示されました。

本ガイドラインにおいては人工呼吸器だけでなく人工透析などの生命維持措置の中止も示されていますが、2018年には、医療従事者だけでなく介護従事者も、最善の医療とケアをつくり上げるプロセスを医療機関だけでなく、在宅医療や介護においても適応できる「人生の最終段階における医療・ケアの決定プロセスに関するガイドライン」として改定されました。

中元　医療現場にも戸惑いが続いています。例えば終末期に血圧が低下して、もはや血液透析の実施が困難な状況においては、透析を見合わせることに抵抗は少ないでしょう。**透析を行うことが逆に生命の維持に負担となる場合がある**からです。しかしながら、透析の中止はいずれ死につながります。安定して透析を行っている患者で、透析を行わない、あるいは透析を中断することに現場では大きな抵抗感があるのは事実です。

秋野　生命維持に常に必要となる人工呼吸器とは異なる視点が必要ですね。

中元　はい。しかしながら、いくら近い将来に死が不可避の状態となったとしても、透析自体に問題がない場合には、終末期を迎えている患者の意思を尊重して血液透析を中止することは、透析の中止と患者の死の因果関係を完全に否定できず、ガイドラインでは対象としない生命を短縮させる意図をもつ積極的安楽死との垣根は必ずしも高くないと考える医療従事者は少なくありません。

日本透析医学会でも、療法選択において「透析を行わない、透析を中断する場合」があることを明確にしておくことが必要であると認識し、２０１０年以降に日本透析医学会血液透析療法ガイドライン作成ワーキンググループ内に、透析非導入と継続中止を検討するサブグループを組織し、その点に関する議論を開始しました。その結果として、2014年に「維持血液透析の開始と継続に関する意思決定プロセスについての提言」を発表しましたが、透析への非導入や中止の基準の策定は弱者への死の強要につながる可能性がある、との意見もあり、結局ガイドラインの策定はできなかったのが実状です。現場の実状を考えれば、今後さらなる議論を続けていくことは重要です。

秋野　医師が患者の延命治療を中止して法律で認められていない尊厳死や安楽死を行った場合に、刑法第199条の殺人、第202条の自殺関与罪および嘱託殺人罪または第219条の遺棄等致死傷に触れる懸念があります。終末期医療の決定プロセスに関するガイドラインも延命治療のプロセスだけを示したものであり、法的根拠まで踏み込めていないことに留意が必要です。

中元　尊厳死も安楽死も事前指定書も法定化されていない状況でも、患者さんにとってよりよい選択を私たちの立場からも検討し提案していきたいと思います。

2010年末に実施された透析患者さんの日常活動度調査では、5・6％の患者さんが入院透析を受けており、１日中就床している状態と報告されました。そのうち15%の患者さんは食事の摂取が困難であり、経管栄養や中心静脈栄養を受けていることも報告されています。通院困難による社会的入院が増えていることも事実です。現在33万人の透析患者さんのうち、約１万５０００人は入院臥床の状態で透析を行っています。そのうち約２０００人は食事の摂取が難しい状況です。

それらの患者さんでは透析継続の希望が明確に示されている患者さんもいれば、透析継続を希望されない患者さんもいる。現在の状況では、**患者さん自身の意志を確認できない場合がほとんど**です。わが国においても尊厳死への事前指定書を記載しておく必要性を検討すべき時期に来ていると思います。

また、患者さんの意思を尊重する観点から認知症についても触れておきたいと思います。**透析患者が認知症を患う場合**には、さらに、認知症患者が透析を開始するかどうかも含めて、みずからの意思を示すことができなくなる前に、文書で確認しておくことが重要ですが、ご本人やご家族のお気持ちの変化を汲み取れるよう更新を怠らないようにしなくてはなりません。透析を中止する決断に至った例もあれば、その後「透析を続ける」と指示書を書き換えた例もあります。

認知症でみずからの症状を訴えることが困難な患者さんが在宅で腹膜透析を選択した場合を考えてみましょう。実際に**腹膜透析を行っている患者が認知症を患った場合**には、みずから症状を訴えることができない特性を踏まえてモニタリングが必要であると指摘しておきます。

秋野　適時適切に腎代替療法を選択する重要性はあらゆるステージにおいて重要ですね。

中元　そうです。**みずからの意思で療法選択を行うこと**は本書に一貫して流れるテーマです。本書では末期腎不全の療法選択では血液透析、腹膜透析、さらに腎移植の説明をすることが重要であることを強調してきました。しかしながら、「透析を導入しない、あるいは透析を中止する」という選択肢もあることをこの章では提言させていただきました。わが国ではそのような議論を行いにくい土壌があったことも事実です。しかしながら、療法選択を考える場合には避けて通れない選択肢であり、今後も慎重に議論していくべき課題です。

これまで、秋野さんと末期腎不全医療に関して長時間真剣に議論させていただきました。現在の透析医療の現状と問題点を十分に議論できたのではないかと思います。読者の皆様には、本書が適時適切な腎代替療法の選択に役立つならば幸いです。

コラム●患者さんや先生からの声

笑顔と感謝の透析生活

松本純子

母の腹膜透析の治療で一番に思い出されるのは、周りの皆さんの強力なサポートと笑顔です。担当医の中元秀友先生の笑顔。看護師の川上さんの笑顔。訪問看護ステーションの皆さんの笑顔。そして母の笑顔です。

それは介護する父や私が笑顔でいられたからだと思います。毎日のバッグ交換を大変だと思う日もありましたが、毎日訪ねてくださるヘルパーさんの元気な声と明るさに助けられ、疲れを感じることはありませんでした。

しかしそんな順調だった3人の生活は突然の父の死で一変しました。ふいに、私一人の肩に「介護」の二文字がドシ～ンと重くのしかかってきたのです。私は不安で押しつぶされそうでした。きっと母の不安は私以上だったと思います。

寝不足が続き、透析も一人では無理かもしれないと後ろ向きな気持ちでいっぱいでした。そんなときでした。ケアマネジャーの小島さんに「家での透析を私たちヘルパーにもお手伝いさせてもらえないかしら。私たちだって勉強したらできると思うの」といっていただけたのは。

規則ではいけないことでしたし、それは無理なことだと思いましたので、「お気持ちだけありがたくいただきます」と返したのですが、小島さんは「介護するご家族の方々に少しでも元気に明るく生活をおくっていただくことが、私たちの仕事なんですよ。純子さんの大変さをわかっていて、見て見ぬふりはできません」と力強くいってくれたのです。そして母の診療日には、忙しいなかわざわざ駆けつけてくれて、中元先生にその旨をお願いしてくれたのです。

中元先生は、「大丈夫です。何かトラブルがあった際は私が全責任をとります」とやさしい笑顔で承諾してくれました。すると、私たち親子以上に驚かれたのは小島さんでした。小島さんは涙ぐみながら「何人もの先生とお会いしてきたけれど、中元先生のような先生は初めてです」というと、母と私と川上さんの手をとって「がんばりましょう」と励ましてくれました。

真っ暗闇だった私の心にパーッと光が射し込んできたようでした。そして人との絆、幸せの和というものを実感しました。父が天国から最高の贈り物をしてくれたのだと思いました。

こうして、母と私の第2の透析生活は順調にスタートしました。ヘルパーの皆さんが親身に取り組んでくれたこともあって、それからの透析生活は笑いが絶えない毎日となったのです。

今、あの頃を振り返って思うのは、訪問看護ステーションの皆さんがいなかったらどうなっていただろうということです。

私は一人ではない。私にはいつでも甘えられる皆さんがいる、いてくれる——。

皆さんへは感謝しかありません。

腹膜透析を15年してみた所感

地方公務員　田中　健

導入の経緯

　2002年12月、35歳の時に咳がとまらず最《も》寄《よ》りの診療所を受診したところ、埼玉医科大学病院を紹介されそのまま緊急入院。以前から腎機能が悪かったものの、治療はしていませんでした。診断は腎機能の低下による肺水腫で、そのまま透析導入となりました。

　透析導入にあたっては、血液透析の選択肢もありました。実際、私は平均的な日本人より大柄なため、腹膜透析は向かないとの指摘もあったようですが、保存期もなく、青天の霹靂《へきれき》で透析導入となった自分は「まな板の上の鯉」、主治医である中元秀友先生の勧めに従って腹膜透析（連続携行式腹膜透析〈CAPD〉）を選択しました。

腹膜透析の日常

●透析回数

　私は通常8時30分から17時30分で、週5日勤務していますので、起床時、昼休み時、終業時、就寝前の計4回腹膜透析の交換をしています。休日や出張の時は4～8時間の透析間隔で、都合のよい時間に実施します。

●透析場所

　基本的に自宅と職場ですが、外出の際は障害者トイレや自家用車が透析場所となります。

●外出

　出張や旅行などの外出時には8時間を超える

行程の場合、透析液の携行が必要になります。1回の交換で済む工程であれば加温した透析液を携行しますが、2回以上の交換が必要な工程では複数の透析液とさらに加温器が必要となります。そのため、公共交通機関で1泊以上の外出をするには、あらかじめ必要機材を別途搬送する必要があります。私は導入以来1泊以上の外出については、自家用車を使用しています。

●これまでのトラブル

大きなトラブルとしては、導入後9年目にカテーテルが擦《す》り切れました。透析液が流れ出したのには大変驚きました。半年ごとに交換するクランプにより腹部側が損傷したため、さらに内側を押さえ、すぐに透析導入を行った病院で処置を行いました。

●その他

・食事：食べるものについて特に気にしていることはなく、導入前と変わりません。しかし、体重管理をする必要があることから食べ過ぎないよう心がけています。水分制限についても、体重を管理しながら調整しています。

・運動：趣味で冬季にはスキー、最近は、それ以外の季節に軽い登山を始めました。いずれにしても、楽しむ程度の運動であれば特に問題はありません。

私が思う腹膜透析のメリットとデメリット

●メリット

・通院が月に1回程度。

・自宅や出先など交換場所を選ばない。

・痛くない。

・交換が日常になってしまえば、苦にならない。
・仕事に影響が少ない。

●デメリット

・1日4回自分で交換しなければならない。
・月に1回配送される透析液の置き場所が必要。
・1日以上の外出が面倒。
・長く行うと被嚢性腹膜硬化症（EPS）の恐れが出る。
・患者数が血液透析患者の20分の1程度しかいない。

最後に

導入時は透析患者の平均余命に愕然とし、導入当初は腹膜透析5年限界説に諦めを感じていました。また、自尿がなくなると血液透析に移行するものと思っていました。

しかし、16年目となる現在も腹膜機能をチェックしながら継続して腹膜透析をしています。私は導入以降、大きな体調の変化もなく、仕事も継続しながら元気に過ごすことができています。

末期腎不全の治療には、血液透析、腹膜透析、さらに腎移植があります。腎移植はドナーの関係もあり、希望しても必ずしもすぐに行えるわけではありません。その場合には透析療法を選択することが必要になります。治療法を選択するにあたっては、十分にそのメリット、デメリットを理解して、自分の生活目標にあった透析方法を選択することは本当に重要です。

私の経験からいわせていただきますと、個人差もあり誰にでも勧められるものではないことはわかっているつもりです。しかし、これから透析導入する方がいれば、ぜひ腹膜透析についても一考いただければと思います。

【担当医師からのコメント】

田中さんは、私の外来に来られた時には、透析導入を緊急で行わなければならない状況でした。ちょうどお子さんが生まれる時期とも重なり、何度も話し合いをしました。お子さんが生まれて、家族のためにも仕事を続けていきたいこと、なるべく自宅でご家族との生活を重視したいことなど話されていたと記憶しています。若い方であり、お仕事の継続を考えて腹膜透析をお勧めした結果、受けていただくことになりました。

ちょうど中性透析液が使えるようになり、生体適合性が良好になったことで長期継続が可能となっています。当然腹膜の状態を腹膜平衡試験（PET）で確認しながら、ほかに問題はないか、また危険性などの話もしつつ慎重に継続しています。腹膜炎もまったくなく、現在の腹膜の状態もまったく問題はない方です。

今回の平成30年度診療報酬改定で、療法選択が重視されたのは田中さんのような患者さんを経験すれば、それは本当によい方向性だと思います。これで腹膜透析や腎移植が少しでも注目され、患者さんのための療法選択が行われることを期待しています。

重症化予防としての腎移植

聖マリア病院外科統括部長　**谷口雅彦**

腎移植は、ドナー（移植腎提供者）により献腎移植と生体腎移植に分けられます。献腎移植には、心停止下腎移植と脳死下腎移植があり、生体腎移植は、健康な親族から腎臓の1つを提供されるものです。

末期腎不全の腎代替療法として、透析療法を受けている透析患者は32万人を超え、そのうち1万3000人近い患者が献腎移植を希望しています。それに対し、2016年はわずか177例の献腎移植（心停止下ドナー：61例、脳死ドナー：116例）が施行されたのみでした（「2017臓器移植ファクトブック」）。その結果、2016年に献腎移植を受けた方の平均待機日数は約13年と長期間を要しています。他方、2016年に生体腎移植を受けた患者さんは1471人で、わが国で腎移植を受けられた全患者さん（1648人）の90％近くを占めます。

その腎移植の成績は、移植手術の技術向上、移植臓器に対する拒絶反応を抑える免疫抑制剤の開発などにより年々改善し、2000年以降では90％近い腎臓は元気に機能し続けるまでになり、現在もその成績は向上しています。

わが国の透析は世界最高の質を誇ります。一方で透析患者の死亡原因として心血管疾患が多数を占めており、さらに末梢循環障害、重症下肢虚血など、生命を脅かす重篤な合併症を有する患者が増加しています。

関係学会と秋野公造議員の尽力で、政府の改革方針である、いわゆる「骨太の方針2015」において、「生活習慣病の合併症予防を含む重症化予防」が初めて提唱され、それを根拠に平成28年度診療報酬改定において、透析患者の合併症予防を含む重症化予防策として下肢末梢動脈疾患指導管理加算が創設されました。国会においては秋野議員が、国に「腎移植が患者の生活の質を上げるだけでなく、財政上の効果もある」ことを初めて認めさせて、この時点で、重症化予防の一治療として、腎移植が究極の治療となりうるとの観点で注目されました。

腎移植は透析療法より血管病変の進行は遅く、その結果欧米では透析療法より患者の生命予後を改善することが知られています。それを推進できる状況になった背景として、腎移植が、透析にかかる医療費を削減できると国が初めて認めたことは、画期的なことなのです。重症化予防と財政上の効果をキーワードとして、平成30年度診療報酬改定では、透析にかかわる医療機関において、腹膜透析とともに腎移植の推進に資する取り組みや実績などが評価されることになり、末期腎不全患者に対する腎代替療法の説明は要件化され、各医療機関では、導入期、維持期とも、腎移植の推進にかかわる取り組みの実績が必要となりました。

これら「骨太の方針2015」から始まり、平成28年度、さらには30年度診療報酬改定における、足病から透析療法、さらには腎移植の推進に至るまでの重症化予防の取り組みはすべて、中元秀友先生をはじめとする関係学会と秋野議員の尽力によるものであり、各学会と患者会の代表との合意形成の下に国を動かして実現した体制です。この４年間という短期間に、ここまでの重症化予防の体制が整ったことは類《たぐい》まれなことであり、腎移植も今後、間違いなく推進されていくものと思われます。

体制は整いましたが、わが国の腎移植には問題もあります。日本の腎移植の大半を占める生体腎移植は健康な方にメスを入れる医療であり、ドナーの身体的かつ精神的な負担があまりに大きいことです。

次に、移植医療の本道である献腎移植については、今後、腎移植の周知が進んで献腎移植希望患者が増え、結果として待機期間が延長しては本末転倒です。献腎移植は急いで推進されなくてはなりません。

腎移植はすばらしい医療です。臓器提供をこの日本でもっと啓発し、献腎移植によって１人でも多くの末期腎不全の患者さんがお元気になられることを願っています。

生きる／コスパ

佐賀の透析患者　**佐藤博通**

原疾患は糖尿病、昨今の典型的な透析患者として18年。世界に冠たる日本の透析医療のおかげで日々生きながらえてきました。透析歴が20年、30年という仲間も周囲に多くなり、透析医療の向上を実感しております。

さて最近、物の良し悪しを判断する尺度として「コスパ（コストパフォーマンス）」という言葉をよく耳にします。

日本の透析医療の「コスパ」は最高だと透析医の先生から聞いたことがあります。「費用対効果（B／C）」をやさしく表現されたのでしょう。確かに医療費は高額だといわれます。しかしこれによって、全国で32万余の透析患者が確実に命を永らえているのも事実です。

透析も含め医療でいえば、患者にとって「コスト」とはズバリ医療費です。医療者側からでは診療報酬でしょうか。近年は財政支出削減のもと、医療福祉分野でも「コストカット」の流れが顕著になっています。

過去には患者側（全国腎臓病協議会）もマイナス改定反対のため厚生労働省前で座り込みもしました。しかし最近は診療報酬に関して厚労省に要望をしても「それは患者の問題ではなく医師側の問題です」と言い切られてしまいます。

また患者個々も特定疾病医療助成や自立支援（更生医療）制度で経済的に守られ、さらに多くの地方自治体では重度心身医療助成制度によって、他科受診料を含め無料または低額負担にしております。よって多くの患者はこの「コスト」に無関心でいるのです。

次に「パフォーマンス」です。透析でこれに当たるのは、まず透析時間でしょう。1回3時間、主流の4時間、5時間、長時間透析といわれる6時間、さらには8時間オーバーナイト。形態としての、隔日透析、在宅血液透析、血液ろ過透析、腹膜透析、究極のパフォーマンスの腎移植などがあります。これらの中には患者のためにとの先生方の思いと経営努力で行われているものもあります。

この「コスパ」が透析患者の命を支えているのです。国も患者自身もよく知ってもらいたいものです。そしてこの「コスパ」は患者と医療者でつくり上げるものだと経験したのが平成28年度診療報酬改定での新たな「下肢末梢動脈疾患指導管理加算」です。

その実現には専門医と患者（国民）が、立法者（国会議員）も交えて合意形成が必要と、そのために公開講座の開催を日本下肢救済・足病学会理事長の大浦武彦先生と秋野公造先生をお迎えして２０１６年1月に開催しました。皆で合意された足を守ろうとの思いは、その年の改定で実現しました。

平成30年度診療報酬改定では、２０１７年10月の第23回日本腹膜透析医学会学術集会・総会の緊急シンポジウムの席で、中元秀友先生、秋野先生のご配慮により、患者として意見を述べさせていただきました。人工腎臓にかかる評価は厳しい改定でしたが、三者の合意形成の過程を経て「腎移植、腹膜透析の情報提供」に点数が付き、「腹膜透析のまるめ解除」も決定されました。また「休日・夜間」点数増、「透析6時間以上」の新規点数など、患者のための「コスパ」向上の改定がなされました。

私自身、この「コスパ」のおかげで右足趾の低温熱傷、右足間欠跛行《はこう》の早期発見、医療連携での早期治療で重症化が防げ、足が守られました。

最後に患者にとっての最高の「コスパ」は、透析に携わっておられる先生方とコメディカルの皆さんだと思います。そして透析「コスパ」向上のためにご活躍されている中元先生、秋野先生のご努力にも大いに感謝いたします。

また明日からの透析をよろしくお願いします。

付　録

平成28年度診療報酬改定
重症化予防の取組の推進

人工透析患者の下肢末梢動脈疾患重症化予防の評価

【人工腎臓】
- 慢性維持透析患者の下肢末梢動脈疾病について、下肢の血流障害を適切に評価し、他の医療機関と連携して早期に治療を行うことを評価する

(新) 下肢末梢動脈疾患指導管理加算　100点(1月につき)

[施設基準]
①慢性維持透析を実施している患者全員に対し、下肢末梢動脈疾患の重症度等を評価し、療養上必要な指導管理を行っていること
②ABI検査0.7以下又はSPP検査40 mmHg以下の患者については、患者や家族に説明を行い、同意を得た上で、専門的な治療体制を有している医療機関へ紹介を行っていること
③連携を行う専門的な治療体制を有している医療機関を定め、地方厚生局に届け出ていること

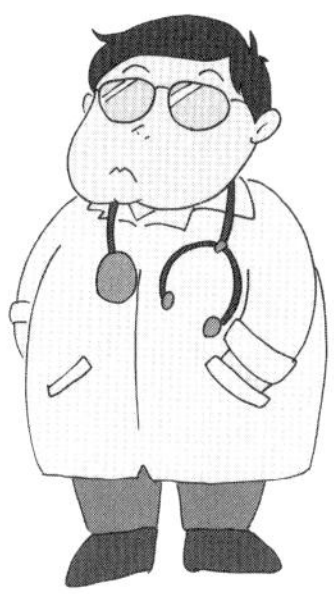

平成30年度診療報酬改定
適切な腎代替療法の推進
腹膜透析や腎移植の推進に資する評価

● 腹膜透析や腎移植の推進に資する取組みや実績等を評価する

1. 導入期加算を見直し、患者に対する腎代替療法の説明を要件化するとともに、腹膜透析の指導管理や腎移植の推進に係る実績評価を導入する

現行		改定後	
【人工腎臓】	→	【人工腎臓】	
導入期加算300点		(改)導入期加算1	300点
		(新)導入期加算2	400点

現行	改定後
[施設基準] なし	[施設基準] ・導入期加算1 関連学会の作成した資料又はそれらを参考に作成した資料に基づき、患者毎の適応に応じて、腎代替療法について、患者に対し十分な説明を行うこと ・導入期加算2 ①在宅自己腹膜灌流指導管理料を過去1年間で12回以上算定していること ②腎移植について、患者の希望に応じて適切に相談に応じており、かつ、腎移植に向けた手続きを行った患者が過去2年で1人以上いること ③導入期加算1の施設基準を満たしていること

2. 慢性維持透析患者外来医学管理料の加算を新設し、導入期加算と同様な評価を導入する
   (新)腎代替療法実績加算 100点(1月につき)
   [施設基準]
   導入期加算2の施設基準を全て満たしていること

● 腹膜透析を推進するため、腹膜灌流に係る費用の入院料への包括を見直す(別途算定可)

[見直す入院料]
回復期リハビリテーション病棟入院料、地域包括ケア病棟入院料、特定一般病棟入院料

平成30年度診療報酬改定
適切な腎代替療法の推進
透析予防指導管理の対象拡大

●糖尿病透析予防指導管理料の腎不全期患者指導加算について、対象患者を拡大するとともに名称の見直しを行う

現行		改定後
【糖尿病透析予防指導管理料】	→	【糖尿病透析予防指導管理料】
腎不全期患者指導加算 100点		(改)高度腎機能障害患者指導加算 100点
[算定要件] 腎不全期(eGFRが30 mL/min/1.73 m^2 未満)の患者に対して医師が必要な指導を行った場合		[算定要件] eGFRが45 mL/min/1.73 m^2 未満の患者に対して医師が必要な指導を行った場合

質の高い人工腎臓等の評価の充実

●夜間、休日に行われる人工腎臓や質の高い人工腎臓の評価を充実させる

①夜間、休日に人工腎臓を行った場合の評価を充実させる

現行		改定後
【人工腎臓】	→	【人工腎臓】
時間外・休日加算　300点		(改)時間外・休日加算　380点

[算定できる場合]
入院中の患者以外の患者に対して、午後5時以降に開始した場合若しくは午後9時以降に終了した場合又は休日に行った場合

②著しく人工腎臓が困難な患者等に対して行った場合の評価を充実させる

現行		改定後
【人工腎臓】	→	【人工腎臓】
障害者等加算　120点		(改)障害者等加算　140点

③長時間の人工腎臓に対する評価を新設する

(新)長時間加算 150点(1回につき)

[算定要件]
通常の人工腎臓では管理困難な兆候を有するものについて、6時間以上の人工腎臓を行った場合に算定する

平成30年度診療報酬改定
適切な腎代替療法の推進
人工腎臓に係る診療報酬の見直し①

● 施設の効率性及び包括されている医薬品の実勢価格を踏まえ人工腎臓の評価を見直す

	現行 【人工腎臓】 慢性維持透析を行った場合	→	改定後 【人工腎臓】 慢性維持透析を行った場合 (改) 場合 1	 (新) 場合 2	 (新) 場合 3
4 時間未満の場合	2,010 点		1,980 点	1,940 点	1,900 点
4 時間以上 5 時間未満の場合	2,175 点		2,140 点	2,100 点	2,055 点
5 時間以上の場合	2,310 点		2,275 点	2,230 点	2,185 点

【透析用監視装置から見た透析のスケジュール（イメージ）】

透析用監視装置保有台数

		透析用監視装置①	…	透析用監視装置⑳
月曜日	午前	A さん		C さん
	午後	B さん		D さん
火曜日	午前	X さん		Z さん
	午後	Y さん		（空き）
水曜日	午前	A さん（再）		C さん（再）
	午後	B さん（再）		D さん（再）

施設あたり血液透析実施患者数

[施設基準]

・慢性維持透析を行った場合 1
次のいずれかに該当する保険医療機関であること
①透析用監視装置の台数が26台未満
②透析用監視の台数に対するJ038人工腎臓を算定した患者数が3.5未満

・慢性維持透析を行った場合 2
次のいずれにも該当する保険医療機関であること
①透析用監視装置の台数が26台以上
②透析用監視の台数に対するJ038人工腎臓を算定した患者数が3.5以上4.0未満

・慢性維持透析を行った場合 3
「慢性維持透析を行った場合 1」又は「慢性維持透析を行った場合 2」のいずれにも該当しないこと

平成30年度診療報酬改定
適切な腎代替療法の推進
人工腎臓に係る診療報酬の見直し②

●透析液の水質確保に関する評価について、現行の透析液水質確保加算１の施設基準を人工腎臓の算定要件とするとともに、評価の見直しを行う

現行		改定後
【人工腎臓】		【人工腎臓】
透析液水質確保加算１　8点	→	（削除）（人工腎臓の算定要件とする※）
透析液水質確保加算２　20点		**（改）透析液水質確保加算　10点**

[施設基準]
・透析液水質確保加算１
（右表の人工腎臓の算定要件①及び②を参照）
・透析液水質確保加算２
①月１回以上水質確保を実施し、関連学会から示されている基準を満たした血液透析濾過用の置換液を作製し、使用していること
②透析機器安全管理委員会を設置し、その責任者として専任の医師又は専任の臨床工学技士が１名以上配置されていること

[施設基準]
・透析液水質確保加算
（左表の透析液水質確保加算２の①に同じ）
※人工腎臓の算定要件
①関連学会から示されている基準に基づき、水質管理が適切に実施されていること
②透析機器安全管理委員会を設置し、その責任者として専任の医師又は専任の臨床工学技士が１名以上配置されていること
（ただし、「場合3」においては、原則として、①及び②を満たすこと）

●慢性維持透析濾過（複雑なもの）を、透析時間に応じた評価体系とするため、慢性維持透析を行った場合1～3の加算に変更する

現行		改定後
【人工腎臓】		【人工腎臓】
慢性維持透析濾過（複雑なもの）　2,225点	→	（削除）（※人工腎臓の場合1～3⇒透析時間に応じた評価に見直し）
		（新）慢性維持透析濾過加算　50点

[算定できる場合]
透析液水質確保加算の施設基準を満たす保険医療機関において、透析液から分離作製した置換液を用いる血液透析濾過を行った場合

あとがき

秋野さんのことは２０１５年6月30日の「骨太の方針２０１５」が閣議決定された際に「合併症予防を含む重症化予防」の文言を盛り込ませてくださった参議院議員であり、医療福祉問題に非常に熱心な方として知っていました。

その後平成28年度診療報酬改定において、透析患者さんの重症化予防のために「下肢末梢動脈疾患指導管理加算」が認められることになったのは、我々透析医療に長年かかわってきた医療関係者にとって大きな驚きでした。

なぜなら、このことは我々が長年目指していた「合併症予防を含む重症化予防」が初めて現実化されたものであり、大きな第一歩となったからです。

その蔭に秋野さんの大活躍があったことは、秋野さんの著作である『糖尿病・透析の人に役立つ「足病」の教科書』（大浦武彦先生との共著、三五館）を読んであらためて知ることになりました。実は秋野さんは第61回日本透析医学会総会・学術集会で講演されており、会場ではそのときのご苦労にも触れたことを後で知り、講演を直接聞

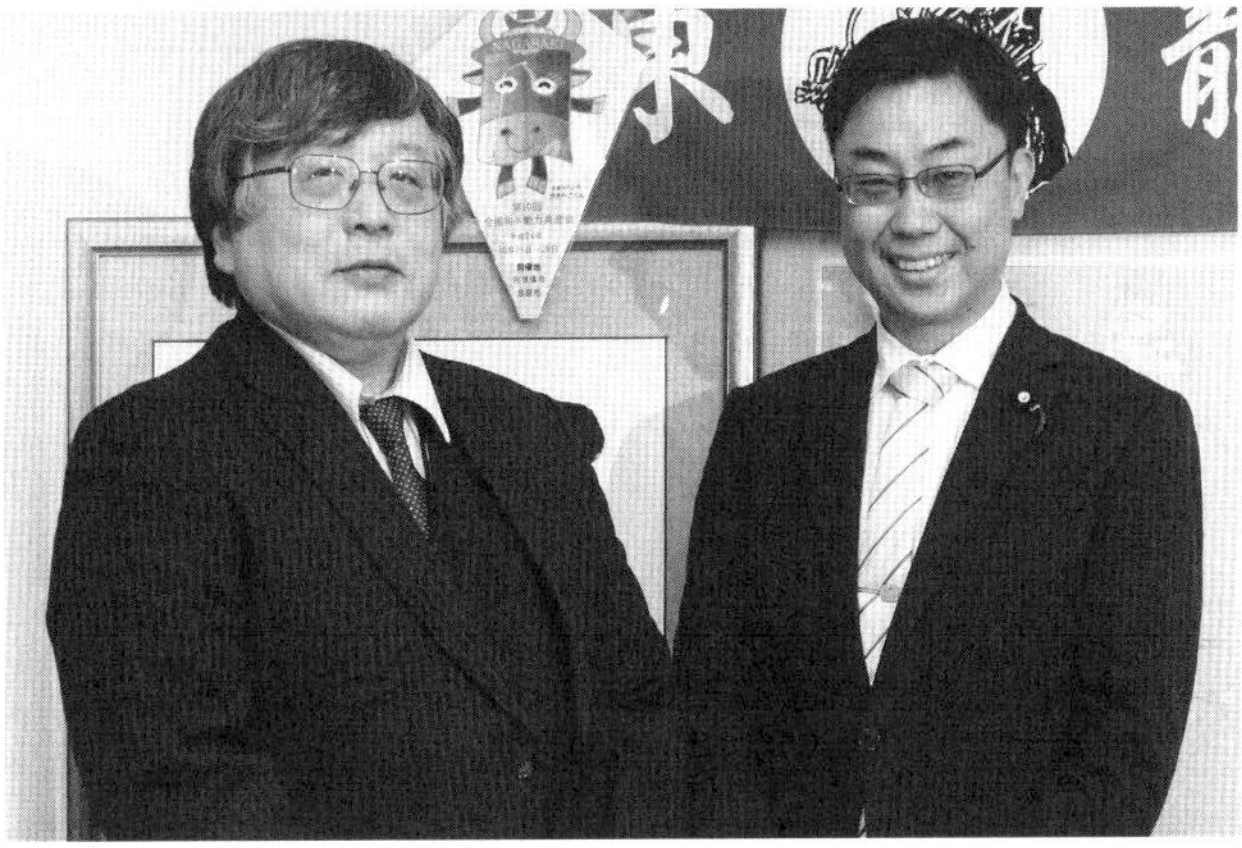

中元秀友日本透析医学会理事長（左）と秋野公造参議院議員（右）

くことができなかったことを大変悔やみました。

私が日本透析医学会理事長になったのは２０１６年６月であり、同時に翌年の２０１７年に開催される第62回日本透析医学会総会・学術集会を大会長として主催することになりました。第61回のご講演を聞きそびれた私は、今度こそ、お話をきちんとお聞きしたいと考えて再度の特別講演をお願いにいきました。

秋野さんには快くお引き受けくださいましたが、そのまま２人で今後の透析医療について熱く語り合い、「合併症予防を含む重症化予防」を推進しようと誓いあったことを昨日の話のように覚えています。

私自身も日本透析医学会理事長の立場か

ら、何とか患者さんのためになることができないかと日々思い悩んでいた時期でした。その後も透析にかかわる医療提供体制や診療報酬改定も含めて、秋野さんと何度も対話を続けました。その中で、「適切な透析療法の選択、腎移植を含めた療法選択」に対して診療上の評価を認められないかとの考えに収斂《しゅうれん》していったのです。でも、心のどこかには現実化はきわめて難しいだろうとの思いを拭《ぬぐ》えないでいたことを正直に告白せねばなりません。

そのようなときに、今でも覚えていますが、確か2017年の7月初旬、私が北海道に講演に行く日の昼頃に、突然秋野さんからお電話をいただきました。なんと「今日ぜひとも日本移植学会の湯沢賢治先生を含めてお話をしたい」とのことで、「講演もあり、今日は時間的に無理でしょう」と返事をしたのですが、「これからすぐに空港に向かいますので、数分でもお話をしましょう」と電話を切られてしまいました。

私もただちに空港に向かいましたが、飛行機が出るまで40分しかなく、かなり焦っていたのを覚えています。空港でお会いした秋野さんは「中元理事長のお考えどおりに療法選択に対する診療報酬を目指しましょう。そのために複数の学会で合意を図り、合同で要望書を提出しましょう」と熱く語られ、私もその勢いにのまれて、日本腎臓学会の柏原直樹先生、日本腹膜透析医学会の水口潤先生、日本腎不全看護学会の内田明子先生にその場で電話をして日程調整をしたのでした。飛行機にはぎりぎり飛び乗りました。

その後の進展については本書を読んでいただいたとおりであり、私は日本透析医学会理事長の責任で、各学会の理事長の先生方と合意へ向けて調整を図りました。

理事長たちが先頭に立って患者さんも交えて合意形成に向けて汗をかいた結果、平成30年度診療報酬改定は「まさか」が実現しました。腹膜透析と腎移植の推進だけでなく、透析の質を上げる取り組みにも高い診療上の評価をいただいたのです。

結局のところ制度をつくるためには幅広い合意が必要であり、気がつけば幅広い合意形成が積み重ねられていたうえでの改定の結果に、あらためて秋野さんの活動力と計画性に驚かされました。

さらに、制度をつくっても患者さんに知ってもらえなければ制度は活用されないと、腎臓病と腎代替療法の選択についてわかりやすく周知しましょうといわれたのも秋野さんで、私は本書の出版へ向けて決意を余儀なくされました。

腎臓病と一言でいわれても、その中身はきわめて広く多岐にわたるものです。必要性はわかっていましたが、実際に毎日の診療にかかわっており、それを初心者にもわかりやすく短くまとめることなど無理ではないかと思っていました。その考えも、秋野さんには見事に打ち破られてしまいましたが……。

秋野さんは腎臓病にも詳しく、対談は盛りあがりました。その取りまとめた原稿を、初心者にもわかりやすくブラッシュアップする手腕に驚きました。私も日頃は原稿書きに追われる日々ですが、秋野さんがあっという間に原稿を書きあげるので、私だけがお尻を叩かれながらのスケジュール管理となりました。

おかげさまで、対談形式の面白い本が完成しました。

最後に、この本が多くの腎臓病に悩まされている患者さんの一助となることを心より期待しています。秋野さんもご苦労様でした。完成祝いに、またゆっくり飲みにいきましょう。

中元秀友

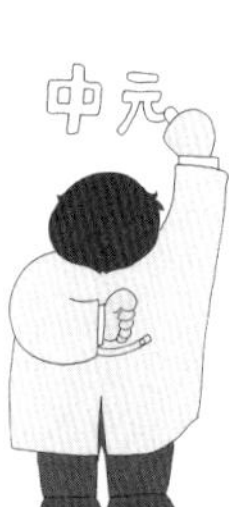

主な参考文献

【書籍／雑誌】
1）下条文武編：メディカルノート 腎臓がわかる 腎・尿路疾患／水・電解質代謝異常，西村書店，2008
2）日本腎臓学会編：CKD 診療ガイド 2012，東京医学社，2012
3）Steven Guest，木村健二郎ほか訳：PD ハンドブック，東京医学社，2012
4）日本腎臓学会，日本透析医学会，日本移植学会，日本臨床腎移植学会：腎不全 治療選択とその実際 2017 年版
5）政金生人，中元秀友ほか（日本透析医学会計調査委員会）：わが国の慢性透析療法の現況（2016 年 12 月 31 日現在）（解説），日本透析医学会雑誌 51：1–51，2018
6）塚本功，中元秀友：血液浄化療法の基礎を理解しよう．治療原理，臨床効果とその限界 腹膜透析．Clinical Engineering 28：398–408，2017
7）中元秀友：腎代替療法（腎移植を除く）腹膜透析．腎と透析診療指針 2016（腎と透析 Vol. 80 2016 年増刊号），「腎と透析」編集委員会編，pp634–639，東京医学社，2016
8）中元秀友，新垣一彦ほか：足のトラブルを乗り越えて（座談会），腎不全を生きる 54：3–23，2016
9）中元秀友：腹膜透析．血液浄化療法ハンドブック 2015，透析療法合同専門委員会編，pp172–190，協同医書出版社，2015
10）中元秀友監修：透析患者の褥瘡ケア・フットケア，そして出口部ケア―創傷治癒のメカニズムから―．透析スタッフ No. 2，中元秀友，市岡滋編，医学出版，2014
11）早川智：腎疾患で亡くなった歴史上の人物．腎臓 36：194–197，2014
12）小林修三：モーツァルトとベートーヴェン その音楽と病，医薬ジャーナル社，2009
13）下条文武監修，丸山弘樹編：よくわかる腹膜透析の実際 CAPD 患者の QOL 向上をめざして，西村書店，2008

【ウェブサイト】（2018 年 6 月 1 日アクセス）
・「図説 わが国の慢性透析療法の現況」（日本透析医学会）
＜docs.jsdt.or.jp/overview/index.html＞
・「腹膜透析（PD）」（バクスタープロ）＜https://www.baxterpro.jp/pd＞
・「腎臓病の歴史」（メディカルネットブック）＜http://m-netbook.jp/kidney_disease/7＞
・「eGFR・Ccr の計算」（日本腎臓病薬物療法学会）＜https://jsnp.org/egfr/＞

【著者】
中元秀友（なかもと・ひでとも）
1957年生まれ。1983年慶應義塾大学医学部卒業。日本鋼管病院、足利赤十字病院などを経て、現在、埼玉医科大学病院副院長、総合診療内科教授、腎臓内科教授。2016年より日本透析医学会理事長。

秋野公造（あきの・こうぞう）
1967年生まれ。1992年長崎大学医学部卒業。長崎大学、Cedars-Sinai Medical Center、厚生労働省にて勤務。2010年参議院議員選挙当選(現在二期目)。環境大臣政務官・内閣府大臣政務官、参議院災害対策特別委員長、参議院法務委員長を歴任。

やさしい腎代替療法
よりよい治療法を選択するために読む本

2018年 6月29日　初版第1刷発行
2018年11月15日　初版第2刷発行

著　者　中元秀友　秋野公造
発行人　西村正徳
発行所　西村書店
東京出版編集部　〒102-0071 東京都千代田区富士見2-4-6
Tel.03-3239-7671　Fax.03-3239-7622
www.nishimurashoten.co.jp
印　刷　三報社印刷株式会社
製　本　株式会社難波製本

ISBN978-4-89013-791-6